徐明涟

老中医学术经验辑要

徐向青　主编

全国百佳图书出版单位
中国中医药出版社
·北　京·

图书在版编目（CIP）数据

徐明涟老中医学术经验辑要 / 徐向青主编 . -- 北京：
中国中医药出版社，2025.2
ISBN 978-7-5132-9080-7

Ⅰ . R277.7

中国国家版本馆 CIP 数据核字第 20242GX755 号

中国中医药出版社出版

北京经济技术开发区科创十三街 31 号院二区 8 号楼
邮政编码　100176
传真　010-64405721
保定市中画美凯印刷有限公司印刷
各地新华书店经销

开本 880×1230　1/32　印张 6.875　彩插 0.25　字数 160 千字
2025 年 2 月第 1 版　2025 年 2 月第 1 次印刷
书号　ISBN 978 - 7 - 5132 - 9080 - 7

定价　39.00 元
网址　www.cptcm.com

服 务 热 线　010-64405510
购 书 热 线　010-89535836
维 权 打 假　010-64405753

微信服务号　zgzyycbs
微商城网址　https://kdt.im/LIdUGr
官 方 微 博　http://e.weibo.com/cptcm
天猫旗舰店网址　https://zgzyycbs.tmall.com

如有印装质量问题请与本社出版部联系（010-64405510）
版权专有　侵权必究

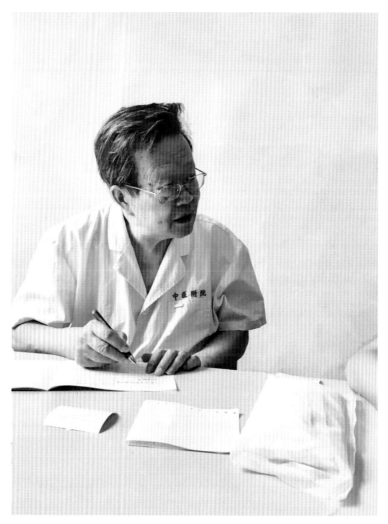

工作中的徐明涟教授

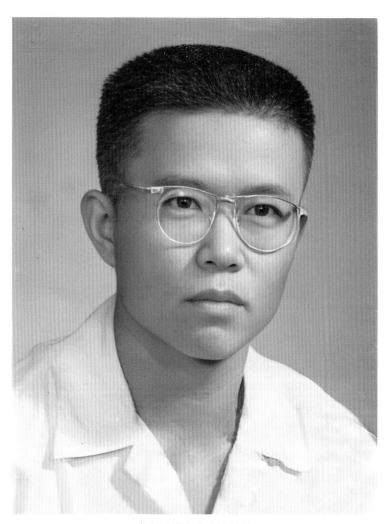

青年时期的徐明涟教授

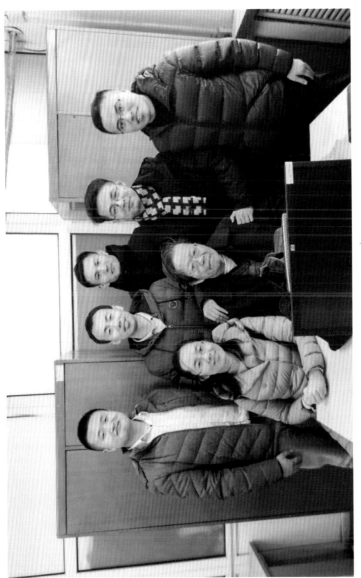

徐明涟教授及其团队

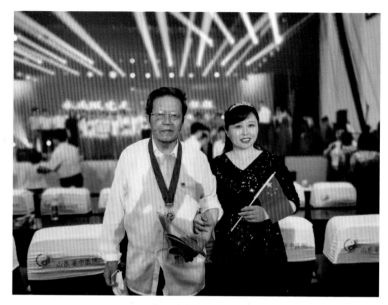

徐明涟教授与主编

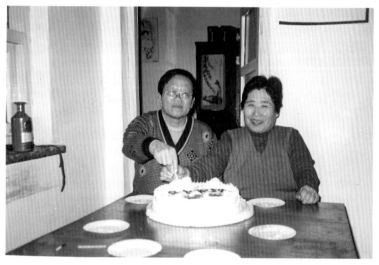

徐明涟教授与夫人李继凤教授

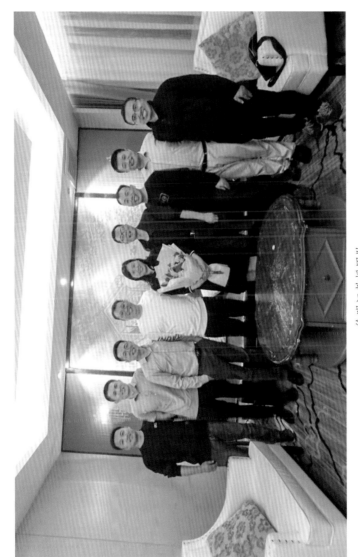

徐明送教团队

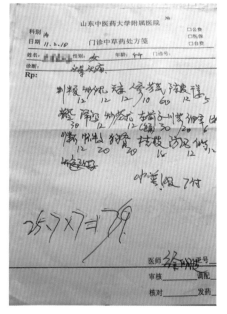

徐明涟教授门诊处方

《徐明涟老中医学术经验辑要》
编委会

编写说明

　　徐明涟教授，1937 年出生于山东省青岛市黄岛区海青镇一个普通的农村家庭。年少立志，热爱中医，自强不息，终有所为。其启蒙老师陈子君先生是当地名医，陈子君先生的诊所和私塾就开在徐家的隔壁，儿时的耳濡目染，在徐明涟心中埋下了一颗学习中医的种子。

　　1960 年，徐明涟作为村里的第一个大学生，顺利考入山东中医学院（现山东中医药大学）。从此走上了一条从医之路，这条路一走就是 60 多年。大学期间徐明涟刻苦努力，勤奋好学，历任班长、校学生会主席等职务。1966 年徐明涟光荣加入了中国共产党，从此胸怀坚定的共产主义信仰，在中医药继承发展的道路上不断前行。1967 年到 1984 年，徐明涟响应党的号召，在垦利县人民医院勤勤恳恳工作了 17 年，得到了当地百姓的高度评价。

　　1985 年徐明涟被调至山东省中医院，从事中医脑病的临床、科研和教学工作。徐明涟为人正直，待人宽厚，治学严谨，热爱中医事业，热爱中国传统文化。其最大的爱好就是读书，多年来博览群书，研读了《诗经》《周易》等大量文史古籍。学术思想上重视中医治未病理念，强调天人相应、形与神俱的健康养生观。临床上注重经典传承，对《黄帝内经》

《伤寒论》《金匮要略》烂熟于心，其博闻强记，同时又师古而不泥古，辨证施治，疗效显著，形成了独特的学术思想和临床经验。临证法宗东垣、景岳，重视脾肾，中正平和。其提出"治痿非独取阳明，而重在太阴""镇痛当取速效，重视风火""失眠责之脏腑，倡六法辨治""眩晕当辨虚实，重在调畅枢机""病位辨证，引经归经"等学术观点。

徐明涟教授在治病救人的同时还培养了一批优秀的后继者，临床带教诲人不倦。他精于医道还重医德，他常说："医者乃健康所系，性命相托，习医之人须'博极医源，精勤不倦'。"为后辈树立了很好的榜样。

徐明涟教授学养深厚，经验丰富。为了更好地学习徐明涟教授的临床经验和学术思想，其学生、弟子将其平时积累的论述、指导及医案等，整理成册，而成此书，内容丰富，可见其学术特点及临床经验之一斑。

《徐明涟老中医学术经验辑要》编委会
2024 年 12 月

目　录

第一章　从医历程

一、出身寒门，身强志坚

徐明涟教授 1937 年 11 月出生于山东省青岛市黄岛区海青镇徐家洼村一个普通的农村家庭。当地气候宜人，民风淳朴，赋予了徐老聪慧敦厚的个性。彼时物质虽匮乏，但父母勤劳朴实、善良宽厚的性格，让幼小的他在家庭挚爱中健康成长。徐老父母养育了兄弟四人，徐老排行老四，是四兄弟中年龄最小者。童年的艰辛生活，使徐老从小就具有悲天悯人、乐善好施的优良品质，培养了徐老独立坚强、懂得感恩的性格。徐老从小就具有担当精神，七八岁起就已经跟随父母下地干活，参与各种劳动，用稚嫩的肩膀挑起了家庭的重担。因家庭条件有限，童年时代的徐老，并没有接受过正规教育，只因机缘巧合，在村中私塾旁听过几节课，便激发了他求知若渴的学习欲望，每每旁听老师讲课，侧耳倾听，不敢分神，常常是过目不忘，倒背如流。

中华人民共和国成立后国家开始大规模办学，1952 年村里开始招收第一批小学生，徐老的父母非常重视教育，虽然家境困难，仍坚定地支持子女上学读书，14 岁的徐老才有了真正进学校读书学习的机会。因聪慧过人，5 年的小学课程，徐老仅用了一年半就顺利结业，并于 1954 年开始了初中阶段的学习。因表现优秀，徐老第一批加入了共青团。从小学到初中，徐老学到的课程有自然、地理、物理，还有"四书""五经""左传"和古诗文等。幼时深厚扎实的国学文史基础，加深了徐老对于中国传统文化的热爱，奠定了其日后成为知名中医的牢固基石。1957 年，徐老以优异的成绩考入青岛西海岸新区胶南第一高级中学，高中三年，其一直担任班长，还担任校体操队队长，学习、体能、管理样样出众，深受老师和同学的信任。高中毕业报考大学，以徐老当年的优异成绩，原本可以报考北上广的知名高校，尤其是北京，因为那个年代的人们都崇拜毛主席，愿望也纯真朴素，能围绕在毛主席周围，时刻准备接受党中央的召唤，那是无上的光荣。但是，由于徐老的父母、兄长身体状况欠佳，需要人照顾，再加上受其姑表哥的影响，徐老决定在省内读书，毅然选择了报考山东中医学院（现山东中医药大学）。徐老的表哥——陈子君老先生，是当地一位负有盛名的中医，既是中医，也是老师，因为当年他不但开设了中医诊所，还开了私塾，是位德高望重的先生，徐老的大哥曾经跟随其在私塾学习过五年，受益匪浅。陈子君老前辈在当地医治病人无数，自身也注重养生，享年 103 岁，他去世前几年还坚持为患者诊病。20 世纪五六十年代，陈子君的诊所就开在徐老的老家，东厢房是诊室，西厢房是药柜，徐老闲暇时间，就帮忙在药房抓药，初识了中药的四气五味，见证了中医的切脉诊病，体会到了中医之妙，心中也埋下了一颗学习中医的种子。表兄弟俩感情很好，徐老耳濡目染，内心对中国传统文化和中医中药充满了好奇和难以阻挡的求知欲，也为徐老日后登医学之堂、入药理之室铺设了阶梯。

二、初入杏林，师从名医

1960年徐老顺利考入山东中医学院（现山东中医药大学），成为村里几十年以来第一个大学生，备受关注。作为村里的骄傲，徐老必当不辱使命，不负众望。从此，徐老走上了一条从医的人生之路，这条路一走就是60多年。大学期间，因为家庭贫困，所以常常缺衣少穿，但徐老生性要强，学习上刻苦努力，一丝不苟，生活上积极乐观，严以律己，无论是学习成绩，还是文体活动一直名列前茅，大学期间历任班长、校学生会主席，在当年可谓是学校的风云人物。大学期间，徐老的任教老师们，大都是在中医界享有盛名的国宝级大师。

张珍玉教授是徐老的中医基础理论及黄帝内经课程老师，由于张老的严格施教，徐老很快有了扎实的理论功底。张老重视培养中医学的思维方法，重视经典，提出"临床辨证，脏腑为要"，尤其提倡"养生之道，身心并调"，这些理论深深影响了徐老。徐老推崇《素问·上古天真论》中"食饮有节，起居有常，不妄作劳"的养生之道。对于饮食，徐老遵循《素问·脏气法时论》"五谷为养，五果为助，五畜为益，五菜为充"的膳食结构；对于精神调养，推崇"恬惔虚无，真气从之，精神内守，病安从来"之论，强调只有"形与神俱"才能"尽终其天年"。这些内经养生的经典条文，徐老时常挂在嘴边，常常讲给自己的学生和患者听，这是徐老的养生秘诀，他也希望把这些思想更多地传递给需要的人。

李克绍教授是徐老的伤寒论课程老师，李老博览群书，学识渊博，医理精湛，从医从教数十年，发表了大量的学术论著，在国内外反响强烈。李老所著的《伤寒解惑论》见解独到，观点新颖，可以说是当代《伤寒论》研究的突破性成果，影响深远。李老不但学术观点独到，教育思想和方法也颇具特色。李老教育学生，首先是提倡要善思，他认为辨证论治的思维方法更为重要，另一个就是要注重理论与临床相结合，研习中医切忌脱离实际，空谈理论。李克绍先生早年行医，始于医疗条件较差的农村，有大量的实践机会，因此得以观察到不少疾病的初期、发展、转归的全过程，所以能从临床的角度，把教材的内容讲得更加生动形象，学生不但喜欢听，而且记得牢。李克绍老师的思想对徐老影响极大，提及当年李老的讲课，徐老依然记忆犹新，徐老临床上善用经方与老师的教学有方是分不开的。

周凤梧教授是徐老的方剂学课程老师，周老是造诣精深、学验颇丰的中医药理论家、临床家，精于医，炼于药，敏于教，熟谙岐黄经旨，敏于临证发挥，学识渊博，勤于著述，周老所著的《实用中药学》《实用方剂学》奠定了他在全国中医界的地位。在医药执教中，周老常常为了讲好一节课，查找有关资料而孜孜不辍，废寝忘食。对于求教者，总是平易近人，有问必答，说理透彻，深入浅出，耐心教诲。徐老回忆说，周老常常告诫学生："钻研任何学问，自学很重要，但一遇疑难，还必须有人指点，时刻准备请教，日积月累，方可登堂入室。尤其是中医学，博大精深，活到老，学到老，无止境也。"这使得徐老深受启发。

周次清教授曾是徐老的中医内科学课程老师，周老教学、临床经验丰富，讲课娓娓道来，理论联系临床，擅治内科杂病，其对于心血管疾病的治疗与研究造诣很深，在临床治疗中强调调理气血，重视整体治疗。在心血管疾病的治疗中，突出辨病与辨证相结合，注重中西汇通，倡导中西医理论应相互印证，互为弥补，共同发展，其思想也深深地影响了徐老。

此外，给徐老授课的老师还有刘献琳教授、张志远教授、张善臣教授等。刘献琳教授是徐老的金匮要略课程老师，刘老学贯古今，汇通中西，善读医案，常能从中提炼理法，采撷方药，化裁变通，取"最得力处"以为己用。张志远教授，幼承庭训，读经书，习医术，经史子集多有涉猎，医、教、研并举，知识渊博，经验丰富，被学生称为"活字典"，是山东中医学院（现山东中医药大学）不可多得的大师，内外妇儿均有很深的造诣。张善臣教授是德高望重的针灸学人家，他一生治学严谨，注重针灸学基础理论的研究，擅长针药并用治疗各种内科疾病，徐老跟随张教授学习，得其真传。

徐老在求学期间勤奋刻苦，一方面跟随老师坐诊，通过临床的切身体会，不断提高自己的悟性、临床思维和辨证分析能力；另一方面，徐老多方涉猎中医各家学说，结合临床接受更多的学术思想，力求融会贯通。徐老目标明确，孜孜不倦，终有所成。由于成绩突出，受到了各位老师的青睐和器重，在临床实习中，徐老就已经能针药并用为患者解决痛苦。大三那年，徐老在山东中医学院附属医院（现山东中医药大学附属医院）见习，当时急诊科来了一名上腹痛的患者，见带教老师在忙其他的患者，徐老便忙上前给患者查体问诊，考虑为急性胃痉挛，请示老师同意后，立即给予患者针刺治疗，选取内关、足三里、中脘、气海等穴位治疗，留针 10 分钟左右，患者症状明显缓解，等老师有空过来看患者时，患者已经疼痛消失离院了。老师对徐老赞许有加，这大大增强了徐老学习中医的信心。

1965 年，全国学联召开了中华人民共和国成立以来第 4 次代表大会，徐老作为山东中医学院（现山东中医药大学）唯一的学生代表参加了这次盛会，当年山东地区仅派出两名学生参加，另外一名来自山东大学。全国学联，全称是中华全国学生联合会，是中国共产党领导下的中国高等学校学生会、研究生会的联合组织。能出席本次盛会，可见徐老当年十分的优秀，当年的盛会，是在人民大会堂举行的，每当回忆起那段往事，徐老心中仍然激动不已，"周恩来总理和我们一起在饭桌上吃的饭，他把饭碗里的米粒吃得一干二净，并且面带微笑地告诉我们，珍惜粮食，一粥一饭来之不易。"大国总理，以身示范，让学生们真正懂得了节约和珍惜的意义，这件事对徐老触动很大，也因此以后对子女、对学生要求严格，要求他们厉行节约，发扬勤俭持家的光荣传统。会议结束后，来自全国各地参加学联会的上百名学生，列队整齐地等待毛主席，毛主席亲切地和学生们一一握手，学生们高呼"毛主席万岁"，震耳欲聋，徐老说："那个场面、那个声音至今都记忆犹新。"徐老和毛主席、周总理的大合影被带回了山东中医学院（现山东中医药大学），张贴在学校博物馆，供学生们参观，徐老也做了一场激情澎湃、感人肺腑的汇报，将这次学联会的精神，以及毛主席和周总理对学生们的嘱托和希望，向全体在校师生转达，大家深受鼓舞，干劲十足。受"文化大革命"的影响，学校博物馆受到了毁坏，徐老和毛主席、周总理的合影也因此被遗失，这也是每次回忆起来，让徐老感到特别遗憾和惋惜的事情。学联会之后，徐老光荣地加入了中国共产党，从此胸怀坚定的共产主义信仰，在中医药继承发展的道路上不断前行。

三、扎根东营，精勤不倦

1967 年，徐老响应国家号召，被分配至山东省东营市垦利区人民医院工作，开始了他的职业生涯。徐老不忘初心，发展业务，坚持中医道路，悉心研究中医中药，为广大群众解决了病痛。当时不仅医疗条件落后，居住条件也非常艰苦，刚到垦利时，徐老一直住四人间的集体宿舍，面积也就十二三平方米，彼时条件艰苦，夏季酷暑难耐，冬季冰冻三尺。直到 1969 年结婚后，徐老在家属院分到了一个 15 平方米的小平房，一直到后来养育两个孩子，加上岳母，一家五口人挤在这个小房间里，屋子里面，就是一床一桌，没有别的家具。1984 年，徐老又额外得到了隔壁房间 7 个平方米的使用权，总共22 平方米的房间，竟然让一家人激动不已。那个年代的艰苦朴素，造就了那一代人吃苦耐劳、不屈不挠的精神。徐老工作努力，钻研业务，凭借过硬的中医功底，中医科病房从不到十张病床发展到四十多张病床，凡是到县医院来看病住院的内科患者，首选的住院科室就是中医科。当时徐老虽年纪尚轻，但业务扎实，对患者态度和蔼，凡来就诊的病患，无一不认真诊查，仔细辨证，故疗效显著，前来求医者络绎不绝。他常常为了工作放弃休息，以医院为家，以患者的健康平安为首务，为老百姓解决病痛，深受广大患者的好评。此外，他还主动承担起授徒带教任务，也曾多次不辞辛劳与广大医务工作者一起下乡义诊，送医送药。医者仁心，徐老把自己的青春和汗水留在了县医院，收获的是那一代人的无尽好评。

1968年，由于工作能力突出，徐老被任命为县委委员，同年夏天，经垦利县防疫站、惠民县防疫站、无棣县防疫站的三位同志的介绍，徐老和当年在无棣县人民医院工作的李继凤老师相识。李老师是中西医结合妇科专家，现虽已年过八旬，仍然在山东省中医院坐诊，当年的李老师是妇产科一把手，县城的大部分孩子都是由她接生的，李老师甘于奉献，任劳任怨，有时候一晚上就有四五台剖宫产手术、顺产四五个，无棣县人民医院妇产科的工作大都是她带领大家干起来的。回想起徐老和李老师相识的那段时光，李老师依然历历在目，且感慨万千，"我们两个结婚前总共就见过三次面。第一次见面相识，第二次见面登记，第三次见面结婚"，李老师饱含深情地说道。听起来确实不可思议，但是当时的情况就是这样的。结婚后两人各自奔赴自己的工作岗位，几个月后，李老师工作调动至垦利县人民医院，和徐老一起工作生活，从此两人相互依靠，相互扶持，风风雨雨，至今已走过半个多世纪。五十多年的深厚感情，两人已过金婚之约，多年来，徐老和李老师相敬如宾，相濡以沫，伉俪情深，让人羡慕。

1970年西学中热潮来临，垦利县人民医院开设中医班，专门为垦利县医疗系统内广大西医学习中医提供机会，徐老作为县里最优秀的中医人才，担任主讲，讲课内容有中医基础理论、中药、方剂、中医内科、中医外科、中医妇科、中医儿科，为了更好地完成教学任务，他认真备课，广泛研读，孜孜不倦，课堂上博古论今，中西汇通，无论讲授哪门课程，都能得到广大学生的赞誉。县卫生系统无数个西医出身的医师，深受中医熏陶，因此走上了中西医结合的道路，提及他们受到的中医教育，大家总也忘不了徐老由浅入深的悉心指导。中医班的课程一直持续到1977年，徐老不辞辛劳，按时授课，培养了一批又一批西学中人才，深受大家敬重。这七年间，徐老的子女相继出生，儿子徐向东出生于1972年5月，现为教授、主任药师，在山东省中医院实验中心工作。女儿徐向青出生于1974年6月，现为教授、主任医师，博士生导师，山东中医药大学附属医院副院长。两位子女非常优秀，这与徐老的言传身教息息相关，他们继承了父亲的中医思想，一直从事着中医药工作，为祖国中医药事业的发展奋斗着。1976年，唐山大地震，牵动着全国人民的心，徐老作为垦利县医疗队长，带队去唐山支援赈灾，徐老带领大家没日没夜地救援，挽救了无数唐山老百姓的生命，流血流汗不流泪，虽然条件异常艰苦，但没有一个人掉队，团队表现突出，受到表彰，荣立二等功载誉归来。

　　1977年，徐老被任命为垦利县人民医院院长，主持医院工作，任职后的徐老坚持中西医并重，言有信，行有果，各科室不断拓展，解决了更多百姓的病痛，使医院得到了长足发展，赢得了广大职工和群众的赞扬。从1967年到1984年，徐老在垦利县人民医院工作了17年，多次获得"先进工作者"称号，徐老将他的美好青春奉献给了垦利县人民医院，将一腔热血洒在了东营这块土地上，他的中医中药给当地老百姓送去了健康和平安，他的医德医风得到了当地百姓的高度评价。

四、名医渐成，耕耘杏坛

1984年国庆节后，徐老因工作需要借调到山东省中医药管理局工作，1985年年底工作调动至山东省中医院，1986年年初，全家四口人整体搬迁到济南，开始了在济南的新生活。刚到济南，徐老一家住在山东省中医院对面的广智院街，一间不足30平方米的小平房，家里空间狭小，没有可以学习的地方，晚上的时候，徐老就带着两个孩子去山东省中医院门诊部看书学习。徐老白天工作，晚上看书，言传身教，以身作则，带给孩子们的是身体力行的榜样，儿女深受其影响，学习成绩名列前茅。徐老在山东省中医院工作后，一直在神经内科工作，从事中医脑病的临床、科研和教学工作。内科系统里面，神经系统的疾病最为复杂和疑难，对于医生的要求也更高。徐老博览群书，治学严谨，对经典著作能独具见解，阐发其奥秘，同时参考西医学，取长补短，在学术上实事求是，兢兢业业，临床带教细致入微，辛劳备至，启迪后学。时年神经内科刚建科不久，病房医生除徐老外，还有胡志强、满学洪两位医生，作为神经内科的元老，徐老带领同事们为科室的发展付出了很大的心血，常常夜以继日地工作，除了门诊就是病房，每收治一位患者，徐老亲自查体、问诊、给予治疗方案，遣方用药甚是精妙，很快获得了患者的信赖，好多患者慕名让徐老诊病。徐老不仅对脑病科的常见疾病如头痛、失眠、眩晕等治疗颇有心得，而且对于内科常见病、疑难杂症的治疗研究颇深，临床总结个人经验方近20首。徐老善用经方，推崇李东垣脾胃补土学派，遍阅经典，手不释卷，临床治疗疗效显著。徐老勤于实践，勇于探索，把自己的光和热融入了科室和医院。1995 年，徐老被评为硕士研究生导师，1997 年徐老光荣退休，退休后他一直从事中医内科专家门诊工作。

五、薪火传承，桃李不言

退休后的徐老，仍坚持在山东省中医院坐诊，由于他的崇高声誉和精湛的医术，无数患者从各地慕名前来诊病，专家门诊上总是门庭若市。徐老在治病救人的同时还培养了一批又一批优秀的后继者，很多中医爱好者都拜在徐老门下跟诊学习，并学有所成。跟诊的学生中有一部分主力军，那就是徐向青教授的学生们，徐向青教授从 2009 年开始招收第一批研究生，目前共培养了 40 余名硕博生，所有学生均跟诊过徐老，学生们跟随徐老，不仅学会了望闻问切，治病救人，更重要的是学会了如何做人。徐老将自己的学术思想倾囊相授，毫不保留地传授给了学生们，除了传道授业解惑，徐老对学生们的生活也是无微不至，十分关心。师者匠心，止于至善；师者如光，微以致远。徐老的品行和学术思想，滋养了一代又一代的学生，留给了大家数不清的温暖时光，他教会了弟子们学好经典，用好中医，勤奋做事，踏实做人，他的思想必将通过学生们影响到更多的人，大医精诚，如此是也。退休之后的徐老，没有忘记自己的家乡父老，每年春节期间，他总会回到自己的老家免费给父老乡亲诊病，多则半个月，少则七八天。徐老少小离家，及至耄耋之年依然乡音不改，乡亲们见到后甚是亲切，由于徐老在十里八乡颇有医名，找他看病的人总是络绎不绝，好多患者在徐老的诊治下，得到了康复，徐老的医名直到现在依然响亮。徐老的学术思想和为人处世不仅影响到了他的子女和学生们，也影响到了自己家族的后代，徐涛、徐公玉、徐美玲是徐老哥哥的孙子辈们，他们三人都是优秀的中医，目前在青岛工作，由于深受爷爷的影响，他们也一直走在中医药发展传承的道路上，无论是医德医风还是诊病水平，无不令人称赞。徐涛医生目前是黄岛区某医院中医科主任，回想起爷爷对他们的影响，徐涛感慨万千，十分感恩，说道"爷爷一生勤于学，精于思，其崇高的威望，非偶然也，是我们永远的榜样""爷爷是我们整个家族的保护者，无论是从生活上还是从学习上给了我们太多的帮助""爷爷的坚强勇敢深深影响着我们，扎根心底"。

2021年7月，值此建党100周年之际，党中央为表彰党龄达到50周年、一贯表现良好的党员颁发了"光荣在党50年"纪念章。徐老作为受表彰党员，在医院礼堂出席了颁奖典礼，戴上荣誉奖章的那一刻，徐老内心十分激动，说道："如果没有中国共产党的英明领导，中医药事业不可能发展得这么好！"正是怀着这种对党和人民的深厚感情，徐老一心一意将自己的一生献给了党的中医药事业。颁奖会结束后，徐老和女儿徐向青教授拍下了一张合影，照片中，徐老佩戴奖章、党徽，手持荣誉证书，女儿盛装相伴，左手持小红旗，右手深情地挽着老父亲的胳膊，面带笑容。父女俩一路相伴，坚定地走在中医药传承发展的道路上，为中医药事业的振兴和发展作出了贡献。

徐老几十年如一日，为患者、为学生、为家族付出了毕生心血，厚德载物，行稳致远。徐老就像一棵大树，遮风避雨，伟岸挺拔，而受这棵大树庇护的，终将参天耸立，扶摇万里。

第二章 学术思想

徐明涟教授从医六十余年，广学众家，博览群书，积累了丰富的临床经验。他认为中医学博大精深，治疗方法众多，浩如烟海。临床上注重对中医经典的传承，他对《黄帝内经》《伤寒论》《金匮要略》耳熟于心，博闻强记，每每出口成章，临床应用经方、时方；同时又师古而不泥古，法宗东垣，重视脾胃，中正平和，身心同治，注重创新，灵活组方，临床总结经验方甚多，疗效显著。

第一节 勤求古训，精勤不倦

一、对《黄帝内经》的认识

1. 对养生的认识

徐老推崇《素问·上古天真论》"食饮有节，起居有常，不妄作劳"的养生之道。他认为生命在于运动，运动能使人体经脉气血畅达流通，通过运动活动四肢，健运脾气，才能保证饮食的充分消化吸收，才能使身体健康，百病不生。但运动也是过犹不及，必须动而中节，特别是对老年人，动而适度是运动养生必须遵守的。同时运动要持之以恒，没有恒心就达不到运动健身的效果。徐老的养生信条是身以常动，起居定时。几十年来，徐老每天负责家中扫地、拖地等家务；闲暇时还会出去散步、爬山；作息也很有规律，一年四季，都是早上 6 点起床，晚上 10 点睡觉，夏季午睡半个小时。

对于饮食，徐老遵循《素问·脏气法时论》"五谷为养，五果为助，五畜为益，五菜为充"的膳食结构，日常喜吃粗粮，极少吃油腻食物，爱吃青菜、水果等。他主张饮食有节，强调"食无过饱"，坚持三餐饮食以七八成饱为度，日常一日三餐饮食没有过分要求，生活朴素简单。

徐老十分重视精神调养，他推崇《素问·上古天真论》"恬惔虚无，真气从之，精神内守，病安从来"之论，强调只有"形与神俱"才能"尽终其天年"。他常以"淡泊以明志，宁静以致远"勉励学生，这也作为他修身的座右铭。徐老常说："人的一生不可能是平坦顺利的，生活中遇到坎坎坷坷，在所难免。因此，保持一颗平常之心难能可贵，以平常之心对待一切人和事，就能做到在挫折和困难面前不苦恼，不气馁。保持乐观，学会面对，才能适应环境的变化，才能使心情愉快，保证身心健康。"他倡导"名誉不争，学术不让"的人生格言，淡泊名利而一生专志于中医事业；他推崇"美其食，任其服，乐其俗，高下不相慕，其民故曰朴"。

徐老的闲暇时光也格外充实，除了适当运动锻炼，他还喜欢背诵诗词歌赋，远到唐诗宋词，近到现代杰作，徐老背诵的条目数不胜数。学生曾经问他这样做的目的，他说："背诵是一种娱乐，通过背诵的过程可以修养身心，还可以锻炼大脑的灵敏度，提高对问题的认识和分析能力。"学生问他背诵的秘诀，他总是一笑而过"多背几遍就背过了，脑子越用越灵活"。除此之外，徐老还喜欢学习新的事物，多年前，济南刚有了 BRT 快速公交，徐老很快就查到了 B、R、T 三个字母的意思，并和学生一起分享，他说到"活到老，学到老""常常用脑不会老"。徐老把《黄帝内经》的养生理念，渗透在他自己生活和工作的方方面面，更是在"润物细无声"之中，达到了一种宁静而致远的境地，为我们留下了一笔宝贵的精神财富。

2. 对五运六气的认识

运气学说是《黄帝内经》理论体系的重要组成部分，《素问》七篇大论构建了运气学说完整的理论体系，它以带有浓厚数理哲学内涵的阴阳、五行、干支甲子等为工具，通过独特的运算方法总结一定周期内气候变化规律，再从气候与疾病相关的角度阐明疾病发生及发展变化，对中医临床辨证治疗常见病、流行病及传染病等具有重要的指导意义。徐老对运气学说颇有研究，他常常讲述五运六气的意义和实用价值，也曾给学生专门授课讲述五运六气，学生收获很大。对于运气学说，他也有自己的认识，具体总结如下：

（1）运气学说揭示自然界气候物象的变化规律

徐老认为，五运六气可以说明自然界气象、气候的变化。根据五运六气理论，可以分析六十甲子中每年的岁运特点，可以分析并预测每年中不同时节可能出现的气化特征。把握岁运、司天、在泉三个要素，分析三者的关系，就可以大致看出一年气令的主要特征；再进一步分析六气主客、五运主客及其与岁运、司天、在泉之间的相互关系，结合实际，可以较为准确地把握时下气令特征，也可以指导用药。

（2）运气学说孕育着我国哲学和深邃的文化属性

徐老认为，五运六气理论运用了古代的天文、历法、地理、物候、气象等研究成果，承载着中华民族的文化传承。五运六气理论揭示了中华文明，是中华民族的伟大发现，可与四大发明相媲美，是中华文明的宝贵遗产。

（3）运气学说验证了中医药的科学与伟大

徐老认为，五运六气理论说明了中医的科学性。天人相应是中医基础理论的根本，五运六气理论是天人相应思想的具体体现，是中医基础理论的核心。

（4）运气学说可以指导中医临床实践

徐老认为，五运六气是对天人相应思想的具体表达，是中医理论的核心。《素问·六节藏象论》云："不知年之所加，气之盛衰，虚实之所起，不可以为工矣。"运用运气学说治疗疾病，首先要认识疾病与运气的关系，针对疾病、病机、病性、病位、病势、病因等，结合体质、运气、发病时间等因素，根据临床实际，辨气血阴阳之失调、虚实之所起、气机之逆乱，灵活准确选方用药。

（5）指导急性传染病防治

徐老认为，五运六气理论指导急性传染病发生和防治具有重要意义。急性传染性疾病在古代被称为瘟疫、疠气等，其特点为发病迅猛，症状相似，无问大小，皆相染易。非典和新型冠状病毒感染期间，中医药作出了重要贡献。

二、对《伤寒杂病论》的认识

《伤寒杂病论》是我国第一部理论与实践相结合的临床医学巨著，是中医学的奠基之作和经典古籍，被历代医家视为必读之书。它确立了"六经分类"的辨证施治原则，奠定了理法方药的理论基础，是我国医学史上影响最大的古典著作之一。提到伤寒论，就不能不提李克绍先生，李老是山东中医药大学教授，著名的伤寒论学者。李老学识渊博，博采众家之长，以专著《伤寒解惑论》奠定了其在伤寒研究史上的地位，徐老深受李克绍先生的影响，对伤寒论的认识大多受李老的学术思想启迪。

1. 伤寒研究一定要与临床相结合

"读经典做临床"，是培养出真正的中医人才的重要途径，已成为当代中医学术界的共识，足以反映人们对中医经典价值的高度肯定。徐老反对脱离临床的理论和说法，提倡理论必须结合临床的思维方法，以临床经验诠释伤寒，以伤寒研究提高临床疗效。徐老说道，李克绍先生在研究《伤寒论》时，通过简单的方后注，揭示出疾病的病机、预后、用药等重要的信息，而这一切都源于临床。徐老深得其传，将《伤寒论》中简单枯燥的语言与临床实践紧密地联系在一起，临床看诊时，常常将病例与经典条文结合，给学生讲授，学生常常恍然大悟，豁然开朗。

2. 提倡临床辨证与辨病相结合

徐老认为，临床上诊病必须从辨证论治入手，但是通过临床发现了辨证论治的局限性和不足之处。即提出提高中医的临床诊治水平，提高辨证的准确率、治疗的有效率，必须坚持辨病与辨证相结合，且与西医学相结合，这是徐老与时俱进、衷中参西思维的一种体现。徐老常说，作为年轻医生，我们在临床上要以中医的诊疗思维做基础，结合西医的辨病及诊疗技术，不断地提高临床水平，更好地为患者服务。

3. 要重视医案，还要师古创新

李老在阅读医案的同时，吸取各家之长，分析治疗之理，选择部分医案，写下了《医案点评》。虽然说这部分内容不是先生自己的医案，但最能体现先生的临床思维方法，脍炙人口的点评，发前人之未发的观点，让人思路大开。徐老深受启发，时常提醒我们，阅读古代医案的时候，不能盲目地认为古代医家写的都是对的，要批判地阅读，要学习其精华而抛弃其糟粕。

此外，徐老还从李克绍先生身上学到了一些思想：①思维广才能治疗疑难病临床上很多大夫的思维，一般固定在某个学派，或者某个著作上，但是李老的医案，给我们最直观的感受是"广"，思维跨度特别大，这充分体现了李老在临床上的那种跨越式的思维方法。所以在临床上，李老对每一位患者的切入点是别具一格的，很多疑难病也就迎刃而解了。徐老在临床上擅治内科杂病以及疑难杂症，临床思维活跃，经方、时方、自拟方应用自如，徐老这种跨越式的思维形成与他的博学是分不开的，这再次提醒我们后学者，勤读书、博学问，才能当一位合格的中医。②结合临床，自立新说中医学理论是中华民族在反复地与疾病斗争的过程中，通过一代又一代医家的不懈努力而逐渐积累的。李老通过博览群书，在反复的医疗实践中，提出了很多自己独到的观点，敢破敢立，自创新说，成为一代中医的楷模。徐老深受其影响，在临床中不但善于总结前人的经验，还通过自己的临床经验，创立了很多的新理论、新观点、新方剂。这充分体现了徐老敢于创新的思维方法，在临床上结合自己的经验，补充了前人的不足。徐老常常告诫我们，作为青年医生，不仅要博览群书，而且要善于思考，只有这样才能创新，才能在临床上取得满意的疗效。

三、对金元四大家的认识

中医学在金元时期出现了医学流派，其中著名的有刘完素、张从正、李杲、朱震亨，各自著书立说，流传深远，被后世称为"金元四大家"。徐老就他们的学术成就、学术观点结合临床实践形成了自己的看法。

1. 刘完素

以"火热论"著称的刘完素，提出了"火热致病"的理论。他认为"火热是人生命之本，潜则无恙，亢则为害，亢为元气之贼"，从而确立"六气皆从火化"的论点，倡用凉药，使用寒凉约有其独特的研究，因此后人称他为"寒凉派"。刘完素在诊治疾病的过程中尤为注意辨证施治，在各种疾病中，无不随证候寒热而选用方剂，如治疗中风既用白虎续命汤，又用附子续命汤；治疗疟疾既用白芷汤，也用苍术汤。

徐老认为，刘完素善用寒凉，并不是纯粹的寒凉派。他通过自己的实践把使用寒凉药物的经验，提高到理论上来，从而矫正了众医家习用温燥药的习气，提出辛凉解表，泄热养阴，做到理论联系实践。刘完素不仅研究和发展了《黄帝内经》理论，而且在实践中进一步创立了"寒治热"的治疗法则。刘完素自制双解、通圣辛凉之剂，其代表方剂有"防风通圣散""双解散"为后世温病学派奠定了理论基础。

2. 张从正

张从正根据祛邪即扶正的观点，提出"攻病三法"。其主要著作有《儒门事亲》。他认为："夫病之一物，非人身素有之也。或自外而入，或由内而生，皆邪气也。"一经致病则应设法祛之于体外。其具体方法则以《伤寒论》的汗、吐、下三法为原则，凡风寒之邪所导致的疾病，在皮肤和腠理之间的可用汗法；风痰宿食，在胸膈、上脘的可用吐法；寒湿或热客下焦等在下疾病可用下法。张从正的汗、吐、下三法运用非常广泛，后人称他为"攻下派"。

徐老认为，张从正继承了刘完素的学术思想，用药偏于寒凉，对病因病理、诊断、治法有较新的认识。张从正认为，外邪是病之因，提出"攻病三法"。治法应以祛邪为主，其理论扩大了《伤寒论》中关于汗、吐、下三法的运用范围，积累了丰富的临床经验，对滥用补法的现象具有针砭作用。此外，徐老总结并推崇张从正的若干理论，比如"养生当用食补，治病当用药""药不宜久服，中病即止"等。如麻黄汤、大小青龙汤、三承气汤、瓜蒂散等，徐老广泛地应用于临床，取得较好的效果。

3. 李杲

李杲认为"内伤脾胃，百病由生"，其云："脾胃之气既伤，而元气亦不能充，而诸病之所由生也……元气，乃先身生之精气也，非胃气不能滋之。"提出了脾胃乃人身元气之本，元气是人体生命活动的动力和源泉，强调了脾之气的升降。李杲还把《素问·通评虚实论》中"邪气盛则实，精气夺则虚"的理论进一步运用到内伤病方面，提出火与元气不相立，此盛彼衰。其云："脾胃气衰，元气不足，而心火独盛，心火者，相火也，起于下焦，其系于心，心不主令，相火代之；相火，下焦包络之火，元气之贼也。火与元气不两立，一胜则一负。脾胃气虚，则下流于肾，阴火得以乘其土位。"李杲在治疗上不用寒凉，只用温火，特别重视升发脾胃之阳气以抑火，提出"甘温除热"之法，善用升麻、柴胡等升提药物。因此，后人称他为"补土派"，其代表方剂有补中益气汤、升阳益胃汤。徐老深受李杲的思想影响，临床推崇补土派，他认为临床上很多疾病的发生，多因脾胃虚弱，五脏六腑功能失于濡养，从而百病丛生，治疗则以补脾胃、升阳补气为主，注重人补元气。在重症肌无力、眩晕、梅尼埃病等病的治疗上，重用人参、黄芪，经常使用李杲的补中益气汤、升阳益胃汤等，临床取得了良好的效果。

4. 朱震亨

朱震亨在学术上着重强调保养阴分的重要性，提倡节欲，倡"相火论"及"阳常有余阴常不足"之说。同时朱震亨指出"心，君火也，为物所感则易动，心动则相火亦动，动则精自走，相火翕然而起，虽不交会，亦暗流而疏泄矣"之情欲伤阴的病机。因此在治疗方面主张滋阴降火，反对《太平惠民和剂局方》善用燥烈温补之品。朱震亨被后人称为"养阴派"，其代表方剂为越鞠丸、大补阴丸、琼玉膏。徐明涟教授认为，朱丹溪在学术上是承河间余绪，不满足于现状，深入研究刘、张、李三家学说，吸收诸家之长，融合自己的见解，并有所发展，强调情欲伤阴及养生措施，为后世养阴学派奠定了基础，使脾胃内伤得以完善。

四、对《景岳全书》的认识

《景岳全书》为明代张景岳撰于 1624 年，该书全面论述了中医基础理论，用辩证法的观点论述了阴阳在中医理论中的重要地位和二者之间的对立统一关系，并充分阐发了"阳非有余，真阴不足"的思想，治法以温补为主。全书内容丰富，囊括理论、本草、成方、临床各科疾病，是一部全面而系统的临床参考书。徐老认为，张景岳善辨八纲，探病求源，擅长温补，反对苦寒滋阴，很好地纠正了寒凉时弊。他的阴阳学说、命门学说丰富和发展了中医基础理论。

1. 疾病治疗

徐老认为，张景岳对疾病的治疗表现为以下特点：①临证注重分清虚实，明辨脏腑病位。②治病求本，强调随症察因，辨证论治，并非见其症而治，而是论其病机为其根本。③遣方用药既善用温补，也不废寒凉。④发展和完善了中医心理病机，创立"情志三郁"学说，提出"五志互病"学说，对"五志化火"有新发展。总之，张景岳虽然重视温补脾肾，但不偏执。对于其他治法，也为常用之法。

2. 用药特点

徐老研究发现，张景岳的方剂用药有如下特点：①用药主甘、辛、温，远苦、寒、凉。②补益精血善用当归、熟地黄；健脾除湿擅用茯苓。③补益用药，阴阳相伍，纯补为主。

④论治重先后天，尤重脾肾。徐老崇尚张景岳的观点，在临床中治疗阴阳失调所致诸病，皆重视调补阴阳水火，尤其是滋补肾中元阴、元精。补阴精、阴血，其常用当归、熟地黄，临床取得了很好的效果。

徐老还比较重视张景岳用药的八阵、八略，根据景岳用药特点，总结了用药四维，即气虚用人参、黄芪；精虚用熟地黄、枸杞子；阳虚用干姜、附子、桂枝；阴虚用麦冬、芍药、熟地黄。四维既是指导用药的原则，也是辨证的基础。徐老尊崇张景岳"阳非有余"的观点，认为气虚患者一分气虚一分寒气，治疗上必重在温阳散寒，多用干姜、附子温经补气。

第二节　传承创新，行稳致远

一、未病先防，法于阴阳

《素问·四气调神大论》云："夫四时阴阳者，万物之根本也。所以圣人春夏养阳，秋冬养阴……是故圣人不治已病治未病，不治已乱治未乱，此之谓也。夫病已成而后药之，乱已成而后治之，譬犹渴而穿井，斗而铸锥，不亦晚乎！"

徐老对于治未病及养生，颇有心得。其八十六岁高龄时依然健步如飞，行动敏捷，坚持出门诊。这样的健康人生，主要还得益于他精通岐黄之术，深谙《黄帝内经》养生之道。他推崇《素问·上古天真论》"食饮有节，起居有常，不妄作劳"的养生之道，对于饮食，遵循《素问·脏气法时论》"五谷为养，五果为助，五畜为益，五菜为充"的膳食结构，他食量少，不挑食，还爱好游山玩水，赏花观景。同时徐老还重视精神调养，他推崇《素问·上古天真论》"恬惔虚无，真气从之，精神内守，病安从来"之论，强调只有"形与神俱"才能"尽终其天年"。此外，他还推崇"美其食，任其服，乐其俗，高下不相慕，其民故曰朴"。徐老认为，老年人形体老化是自然规律，无法抗拒，但心理不能老化，倘若意志消沉，无所作为，精神空虚，那是最要不得的。所以，徐老退休之后坚持工作，每日还要读书看报，看新闻，接受新鲜知识，时时背诵唐诗宋词。他时常告诫学生，活到老，学到老，常用脑，不会老。徐老对自己的生活状态特别满意，这种满意是发自内心的精神富足，而不是外在的锦衣玉食。

二、重视脾肾，以和为贵

徐老深受金元四大家之一李杲的影响，临床推崇补土派，重视升阳益胃，补气健脾。他认为"脾胃一伤百病生"，推崇"有胃气则生，无胃气则死"的观点，徐老临床上经常反复提到"脾胃为后天之本，气血生化之源"，十分强调胃气对人体健康的重要作用。

徐老认为，脾胃是人体的元气之本，是人体动力的来源。他认为，元气来源于先天，但是一旦出生之后，先天元气就不再日益增长，而是依赖于脾胃摄取食物来补充，这样才能保持人体元气的充盛，从而生命不竭。基于此，临床诊断内伤虚损病证，一般多从脾胃入手，徐老特别强调以调治脾胃为重点。脾胃是人体气机升降的枢纽，精气的传输皆依赖脾气之升，而人体湿浊的排出则是依赖胃气之降。徐老认为，元气之充足，皆脾胃之气无所伤，而元气亦不能充，故诸病之所由生也。临床上很多疾病的发生，多因脾胃虚弱，不能充养元气，元气不足，五脏六腑功能失于濡养，从而百病丛生。临床治疗则以补脾胃、升阳补气为主，徐老在治疗重症肌无力、梅尼埃病等疾病时，经常使用李杲的补中益气汤、调中益气汤、清暑益气汤、升阳益胃汤等，临床取得了良好的效果。

同时，徐老宗张景岳补益派，除了重视脾气的作用，还重视培补先天之本，擅长温阳补气，益土壮水。脾为生气之源，徐老认为脾气虚损是很多疾病的根本原因，脾气虚损则气机失常，进而一身精血津液不能得到气的作用而继发病变，兼或诸邪，殃及脏腑。同时，脾虽为太阴之脏，但其性偏阳，脾的诸多功能皆通过脾阳完成，脾阳不足，极易受到痰饮、水湿等阴邪困扰。肾为先天之本，生气之根，精血之源，命门之火与元气所在，补益之时只补脾胃而忽视肾，无异于舍本逐末，张景岳曰"阳非有余，真阴不足""人体虚多实少"。徐老认为虚证，凡补益必以脾肾为先，阳气足则一身足，命火旺则生机旺。徐老善用大剂量补气药、补阳药，如用炙黄芪而不用生黄芪，且常60g起用。《药性歌括四百味》曰："黄芪性温，收汗固表，托疮生肌，气虚莫少。"对于一些气虚重证，如痿证，徐老常用高达120g的重大剂量。人参须用红参而非生晒之参，因红参炮制后比生参温热，在补气时得温热之性相助，往往补益效果更佳。同理，地黄多用熟地黄，而非生地黄，因熟地黄温热，生地黄寒凉。若火热显著者，生地黄、熟地黄可相须为用。组方之时，附子、肉桂、干姜也屡见不鲜。

三、治痿非独取阳明

痿证是指肢体筋脉弛缓，软弱无力，不能随意运动或伴有肌肉萎缩的一种病证，临床上以下肢痿弱较为常见。西医之多发性神经炎、急性脊髓炎、进行性肌萎缩、重症肌无力、多发性硬化症、运动神经元病等表现为肢体痿软，属中医"痿证"的范畴，同时上述疾病目前大多仍属疑难病的范畴。"痿证"一词首次见于《黄帝内经》，《素问·痿论》指出痿证的主要病机是"肺热叶焦"，肺燥不能输精于五脏，五体失养，肢体痿软。其还将痿证分为筋、脉、肉、皮、骨五痿，以示病情的深浅轻重以及五脏的关系。

徐老认为，痿证的形成有外感和内伤两个方面。因于外感者，责之于感受六淫邪气或温毒之邪，浸淫肢体筋脉，"肺热叶焦"，津液失布，五体失养或湿邪浸淫肌肤，肌肉濡渍；因于内伤者，责之于脾胃虚弱，肝肾亏虚，脏腑虚损，生化乏源，精血津液亏耗，筋脉失养。同时，徐老认为痿证的病变部位在筋脉肌肉，其主要病机为脾虚湿盛。脾为后天之本，脾主四肢肌肉，脾主运化，具有"散精"功能，由于先天禀赋不足或者后天失养、复感外邪、饮食劳倦、情志失调、久病不愈及失治误治等损伤脾胃，运化失司，气血生化乏源，肌肉筋脉失于濡养，脾虚则湿胜，湿邪困脾则脾虚更甚，脾虚日久导致肢体肌肉痿软无力，甚至肌肉萎缩废用。

对于痿证的治疗，徐老抓住痿证脾虚湿盛的主要病机，在治疗中以健脾益气祛湿为法，佐以补肝肾，标本兼顾，从而使脾气健运，湿邪化去，筋脉通利，生化之源无穷，肢体肌肉活动自如。《素问·痿论》提出"治痿者独取阳明","阳明"即足阳明胃经，胃为水谷之海，阳明经多气多血，阳明充盛，气血充血，则筋脉通利，故历代医家对于痿病的治疗多从阳明论治，然徐老在临证中发现痿病多表现为肢体痿弱无力、体乏，同时还伴有纳呆、脉濡滑等特点，体现了太阴脾虚的特点。脾主四肢，脾虚则四肢不用，《素问·太阴阳明论》云："足太阴者三阴也，其脉贯胃属脾络嗌，故太阴为之行气于三阴。阳明者表也，五脏六腑之海也，亦为之行气于三阳。脏腑各因其经而受气于阳明，故为胃行其津液。四肢不得禀水谷气，日以益衰，阴道不利，筋骨肌肉无气以生，故不用焉。"高士宗注："足太阴主脾……脾土之气通于五脏之阴，故太阴为之行气于三阴。"脾病不能转输水谷之精气，五脏气衰，五体失养，则四肢痿弱。胃受纳水谷，脾为胃转输水谷精微之气，脾健则五脏得养，筋骨脉肉健强，四肢运动自如，故治疗痿病非独取阳明，可从足太阴脾经论治。

四、镇痛重在风火

徐老认为，火热是重要的病邪，在头痛发病机制上占据首要地位。五淫与大多数病理产物皆可化火，如风能助火化火、寒久化热、湿郁化火、暑兼湿热、燥可化火、痰浊化火、血瘀化火；气血阴阳失调也可化火，如阴虚化火、阳盛化火、气虚化火、气有余可为火、血虚化火。而火热又能反过来影响其他，如伤阴耗气。徐老认为，诸多杂病，无非火热太过，或火热不足，抑或其他病因变生火热之邪。对于火热不足之证，当用火，可运用温阳助火之药，起到通经、散寒、除湿、温补、壮气的疗效。如痿证之后一身火衰，多用炙黄芪、红参、附子、干姜、肉桂之品。四肢厥逆之证，多用桂枝、细辛之品。对于火热太过之证，治火应首当其冲，治火指运用寒凉阴润、发散风火之品，起到清热、解毒、祛火、润燥的疗效。如治疗风火头痛患者，多用金银花、玄参、羚羊角之品；治疗牙痛者，多用麦冬、石膏、生地黄之品；治疗痰火咳嗽者，多用桑白皮、黄芩、大黄之品。

　　中医脑病科头痛患者众多，徐老集众家之所长，并结合多年临床实践经验，创立了辨治头痛新思路，提出从"风火"论治头痛。《素问·太阴阳明论》云："伤于风者，上先受之。"风邪最易导致头痛。其"痛作止不常，愈后遇触复发也"的特征，与风善行数变的特性相合。《兰室秘藏·头痛门》曰："高巅之上，惟风可到。"头部为诸阳之会，手足三阳经皆上循头面，风为阳邪，易袭阳位，且"风者，百病之长也"，风夹寒、夹热、夹湿，循经上扰，经络气血运行不畅，不能正常荣于头颈部筋脉，筋脉功能失调，而挛缩不舒，又加重经络气血瘀滞，故不通则痛，不荣则痛。风有外风、内风，两者常相互为患，互为因果。火性炎上，易袭阳位，耗气伤阴，清窍失养，易致头痛、面红目赤、头面部疮痈等病证。叶天士云："头为诸阳之会，与厥阴肝脉会于颠，诸阴寒邪不能上逆，为阳气窒塞，浊邪得以上据，厥阴风火乃能逆上作痛。"风火均属阳邪，上扰清窍，清阳不升，抑或灼伤津液，阴液亏虚，清窍失于濡养，发为头痛。《素问·至真要大论》云："诸逆冲上，皆属于火。"火性炎上，易袭阳位，耗气伤阴，清窍失养，易致头痛、面红目赤、头面部疮痈等。头痛之火多为肝气郁结而化火，风火相兼循经上扰清窍，风火相扇，引起头痛；抑或风火均属阳邪，上扰清窍，清阳不升，抑或灼伤津液，阴液亏虚，清窍失于濡养，发为头痛。综上所述，徐老认为本病以实证为主，病位在头，与肝关系密切，肝失疏泄，郁而化火，风火相扇，阳亢于上是其主要病机。

徐老师古创新，结合数年临证经验，自拟"镇痛汤"治疗风火型头痛，临床疗效显著。徐老认为，临床上大多数头痛患者，排除器质性病变，中医辨证只要没有"寒象"，均可使用此方，临床疗效显著。

对于头痛多反复发作，迁延难愈，病程可长达数年的患者，临床可加用失笑散。失笑散最早见于《太平惠民和剂局方》，蒲黄甘平，行血消瘀；五灵脂苦咸甘温，入肝经血分，通利血脉，散瘀止痛。二药合用，药简力专，共奏祛瘀止痛、推陈出新之效。

五、失眠需辨脏腑

失眠在中医学称为"不寐"，不寐在《黄帝内经》中又称为"不得卧""不得眠""目不瞑"。关于不寐的病因病机，《灵枢·口问》云："阳气尽，阴气盛，则目瞑；阴气尽而阳气盛，则寤矣。"《灵枢·邪客》云："今厥气客于五脏六腑，则卫气独卫其外，行于阳不得入于阴，行于阳则阳气盛，阳气盛则阳跷满，不得入于阴，阴虚故目不瞑。"提出了不寐的病因为卫气行于阳，不得入阴所得。《伤寒论》中提到少阴病不寐，其云："少阴病，得之二三日以上，心中烦，不得卧。"是由心火亢盛，热邪扰心，为少阴热化的表现。《金匮要略》中提出治疗虚劳虚烦不得眠用酸枣仁汤。明代张景岳在《景岳全书》中将失眠分为虚实两端，其云："不寐证虽病有不一，然唯知邪正二字则尽之矣。盖寐本乎阴，神其主也，神安则寐，神不安则不寐。其所以不安者，一由邪气所扰，一由营气不足耳。有邪者多实证，无邪者多虚证。"

不寐是中医脑病常见病种，临床患者甚多，多因饮食不节、情志失常、劳倦、思虑过度及病后、年迈体虚等因素导致。徐老认为，人之寤寐，由心神控制，营卫阴阳的正常运作是保证心神调节寤寐的基础。阴阳气血失和，脏腑功能失调是不寐的重要病机。在治疗上，应以补虚泻实、调整脏腑阴阳为原则。徐老强调失眠应以脏腑辨证为纲，临床上其根据多年临床经验，自拟安神1号～5号方分别治疗五种不同证型的失眠，疗效显著。

另外，徐老认为，不寐属心神病变，重视精神调摄和睡眠卫生具有实际的预防意义。《素问·上古天真论》云："恬惔虚无，真气从之，精神内守，病安从来。"积极进行心理情志调节，克服过度的紧张、兴奋、焦虑、抑郁、惊恐、愤怒等不良情绪，做到喜怒有节，保持精神舒畅，以放松、顺其自然的心态对待睡眠，能更好地入睡。另外，还要养成良好的睡眠习惯，如晚餐清淡，忌浓茶、咖啡及吸烟，定时就寝。

六、眩晕当辨虚实

眩晕是临床常见病证，最早见于《黄帝内经》，其有"眩冒""目旋以转""眩"等多种称谓。唐代孙思邈在《备急千金要方》中始称为"眩晕"。《灵枢·卫气》云"上虚则眩"；《丹溪心法》云"无痰则不作眩";《景岳全书》云"无虚不作眩"。张介宾在《质疑录》中论"无痰不作眩"时，其云："眩者，头晕也，眼有黑花，如立舟车之上，而旋转者是也。"这一解释明确了"眩"代表眩晕之义。

徐老认为，眩晕病位在于脑部清窍，从病性看有虚实两端。临床所见属虚者，如劳累体虚导致内风引动，血虚则致脑失所养，精亏肾气弱导致髓海不足等，均可发为眩晕。属实者多见风、痰、火。临证属虚实夹杂者最为多见，既表现出乏力、健忘等虚证症状，又表现出风、痰、火、瘀等实证的症状，需仔细鉴别。眩晕的病变脏腑与肝、脾、肾三脏关系最为密切。肝乃厥阴风木之脏，其性主动主升，若肝肾阴亏，水不涵木，阴阳失调，阳亢旺于上，或气火暴升，上扰头目，则发为眩晕。脾为后天之本，气血生化之源，若脾胃虚弱，气血亏虚，则脑窍失养，或脾不健运，痰湿中阻，或风阳夹痰，上扰清窍，均可发为眩晕。肾为先天之本，主藏精而不泄，主骨生髓，脑为髓海，肾精不足则髓海亏虚，亦可发作眩晕。

徐老认为眩晕的治疗关键在于辨清虚实，虚者补养气血，益精生髓，补益肝肾；实者当化痰祛瘀，潜阳疏风，平肝降逆，清肝泻火。虚实夹杂者当依据缓急标本合理选择相关药物。徐老临床自拟方"泽泻汤"加味，治疗痰湿中阻、上蒙清窍型眩晕，使风得以息，痰能自消，眩晕自愈。

此外，徐老认为，预防眩晕的发生应避免能导致眩晕发生的各种内外致病因素。要坚持适当的体育锻炼，增强体质；保持心情舒畅，情绪稳定，防止七情内伤；注意劳逸结合，避免体力和脑力的过度劳累；饮食有节，防止暴饮暴食，过食肥甘厚味，戒烟忌酒。眩晕发作后要及时治疗，注意休息，注意饮食清淡，保持情绪稳定，避免突然、剧烈的体位变化和头颈部运动。

七、擅长病位辨证，善用引经药

对于一些发病位置具有显著特点的疾病，徐老常在辨病的基础上，根据发病的部位进行辨证。辨证时常从三个方面入手：第一，发病部位相关的病因病邪；第二，发病部位相关的脏腑定位；第三，发病部位局部的经络定位。

徐老认为，发病于身体上部者（胸膈以上，包括头面、颈项、双上肢），发病因素多与风邪、火热有关。因风邪轻浮上举，且走窜不定，最易上犯头目清窍、肌肉体表；火性炎上，火热趋上，最易燔灼上焦脏腑。发病脏腑多与心肺有关，因心肺位于上焦。发病位置局部经络上多与手阳明大肠经、足阳明胃经、足少阳胆经、足厥阴肝经、足太阳膀胱经相关。如头痛，徐老认为是风火上犯头目肝胆之经，多用上行并入肝胆经之药，如川芎、钩藤、羚羊角、石决明之品。如上肢麻木、颈项疼痛疾病，多用载药上行且温通肌表之药，如麻黄、桂枝、葛根、羌活、姜黄之品。如口腔溃疡、面瘫等口面部疾病，多用升麻、葛根、僵蚕、白芷等入阳明经之药。

发病于身体中部者（胸部以下，腰腹以上），发病因素多与气机紊乱、痰浊、食积有关，发病脏腑多与脾胃有关，因脾胃位于中焦，为一身气机之枢，主运化水谷。发病位置局部经络上多与足太阴脾经、足阳明胃经相关。多用入脾胃经之药，如黄连、升麻、藿香、白豆蔻、白术、苍术等。

　　发病于身体下部者（腰胁以下，包括双下肢），发病因素多与寒湿、湿热、水饮有关，因寒性收引，寒湿趋下，下肢足部易犯寒湿之邪，而湿邪郁久又可化热，流注于下，同时水饮重浊，流动趋下。发病脏腑多与肝肾有关，因肝、胆、肾、膀胱位于下焦，主一身疏泄与水湿运化，又是命火所在。发病位置局部经络上多与足少阳胆经、足厥阴肝经、足少阴肾经、足太阴脾经、足阳明胃经相关。如蛇串疮，徐老认为是湿热夹于肝胆胁下，常用清利肝胆湿热之品，如龙胆、栀子、大黄、滑石等。如腰、下肢麻木疼痛者，常用独活、桑寄生、川牛膝、续断、杜仲、肉桂、干姜、茯苓等补益肝肾、温化寒湿且趋下之品。

第三章　专病论治

第一节　中　风

中风是以半身不遂，偏身感觉异常，口舌歪斜，言语不利，甚至突然昏仆，神识昏蒙，不省人事为主要表现的一类病证。因其有猝然发作的特性，又称脑卒中，属西医急性脑血管疾病范畴。脑血管疾病是指各种原因所致的脑血管病变或血流障碍引发的脑功能障碍，包括血管腔闭塞、血管破裂、血管壁损伤或血液成分异常所引起的神经功能障碍。脑卒中分为出血性卒中和缺血性卒中。出血性卒中包括脑出血和蛛网膜下腔出血；缺血性卒中是由于脑局部血液循环障碍所导致的神经功能缺损综合征，症状持续时间至少24小时或存在经影像学证实的梗死灶，其引起的神经系统局灶性症状和体征与受累脑血管的血供区域相一致。

一、历史沿革

早在《黄帝内经》中就描述了中风病的一些临床症状，包括"大厥""薄厥""仆击""偏枯""身偏不用""痱风"等，并未以"中风"一词命名中风病。《黄帝内经》认为其与

"虚邪偏客于身半""大怒则形气绝,而血菀于上"等有关。病机为"血之与气,并走于上"。

东汉张仲景在《金匮要略》中首次提出"中风"病名,指出"夫风之为病,当半身不遂,或但臂不遂者,此为痹。脉微而数,中风使然……浮者血虚,络脉空虚……正气引邪,喎僻不遂"。因血虚复受风邪,津血不能充养,出现喎僻不遂。

孙思邈根据风邪中人的程度不同将中风病分为"偏枯""风痱""风懿",依次表现为"半身不遂""智乱不甚""不知人",并提出"夫卒死者是风入五脏,为生平风发,强忍,怕痛不灸,忽然卒死"。风邪袭人,久病邪传于内,入五脏则暴毙,可以续命汤类方治之。《千金翼方》提出劳心烦神、嗜欲妄念、摄养不慎是中风的根本原因,言"人不能用心谨慎,遂得风病,半身不遂,言语不正,庶事皆废,此为猥退病……当须绝于思虑,省于言语,为干无事,乃可永愈"。

隋朝时期,巢元方提出"风邪入脑",认为本病由气血亏虚,内有卫气不固、外感风邪气所致。《诸病源候论》中论述了风懿、风偏枯等病证,风懿病位在脏,症状表现为"其状奄忽不知人,喉里噫噫然有声"等。"风偏枯者……风湿客于半身……使血气凝涩,不能润养……则成偏枯",因风湿客于经脉,使血气凝涩而偏枯。"风偏枯者……邪初在分腠之间,宜温卧取汗,益其不足,损其有余,乃可复也"。

金元时期,"内风论"成为大多数医家的学术观点。刘完素提出五志化火、六气皆能化火,首创热极生风理论,其认为中风病本质在热。刘完素认为发病不在外风中伤,而在内脏先损。本质是心火暴甚,肾水亏虚,阴虚阳实。其言"凡肝木风疾者，以热为本，以风为标"。"是以多因喜怒思悲恐之五志有所过极，而卒中者，由五志过极皆为热甚故也"，指出情志失常为中风病的重要致病因素。"所以中风瘫痪者……由乎将息失宜，而心火暴甚，肾水虚衰，不能制之"，刘完素重视肾水亏虚的发病因素，创制了大秦艽汤、三化汤等方剂以疏风养血。

滋阴派医家朱丹溪认为脾胃虚弱致津液运化失常，痰湿内聚，聚而生热，痰热上扰清窍发病。在治则上，朱丹溪提出"以治痰为先，次养血行血，或作血虚夹火与湿，大法去痰为主"，将化痰开瘀作为治疗大法，根据气虚、血虚、夹湿、夹水分而治之。

补土派医家李东垣提出"中气亏虚"论。《医学发明》曰："中风者，非外来风邪，乃本气病也。凡人年逾四旬，气衰者，多有此疾。壮岁之际，无有也。若肥盛，则间有之，亦形盛气衰如此。"中气不足致风，形体肥盛者易感。中风病发病与脾胃及年龄有关，老年患者脾胃功能虚弱，脾失健运，脏腑经络失于濡养，故在老年群体中多发。

张元素在《洁古家珍》中云"风中腑者，先以加减续命汤，随证发其表""中脏则大便多秘涩，宜三化汤通其滞"。其重视调阴阳、补肝肾、和营卫，倡导六经辨证施治，灵活使用通补治法，重视中风病的预后及临床调护。

明清时期，张景岳提出"内伤积损"为中风发病根本。《景岳全书》云："其有不由外感而亦名为风者，如病机所云：诸暴强直，皆属于风；诸风掉眩，皆属于肝之类，是皆属风而实非外中之风也。"病机为内虚为本，并分寒热、虚实、阴阳、气血之别，辨证上提出辨经脏诸证，并注意痰疾。

李中梓将中脏腑分为闭证和脱证,从证的角度论述了其不同的临床表现。《医宗必读》云:"凡中风昏倒……最要分别闭与脱二证……如牙关紧闭,两手握固,即是闭证……若口开心绝,手撒脾绝,眼合肝绝,遗尿肾绝,声如鼾肺绝,即是脱证。"

缪希雍提出"内虚暗风",即阴虚内风立论,由于南北气候各异,患者体质各异,治法上顺气化痰清热以治标,养阴固本以治本。

叶天士认为中风发病机制为"精血衰耗,水不涵木",他认为其病之本为精血内亏、水不涵木,造成身中阳气变动。治法为"滋液息风,濡养营络,补阴潜阳"方用"虎潜、固本、复脉之类"。

王清任认为"元气既虚,必不能达于血管,血管无气,必停留而瘀",中风治疗关键为大补元气。元气恢复,则能使周身之气通而无滞,血活而不瘀。其创立补阳还五汤,重用黄芪补益亏损元气,活血化瘀之地龙、桃仁、红花等使瘀血通畅。

近代医家张锡纯提出其多因肝风上扬,血随气上逆直冲犯脑而发病。其创建瓴汤使脑中之血"如建瓴之水下行"。

二、病因病机

(一)病因

1. 积损伤正

随着人体年龄增长,正气自虚,或久病迁延,或操劳过度,劳倦内伤,或恣情纵欲,导致正气受损,而发本病。精气

不足是本病内因,《灵枢·刺节真邪》云:"虚邪偏客于身半,
其入深,内居荣卫,荣卫稍衰,则真气去,邪气独留,发为偏
枯。"指出人体正气不足,荣卫虚弱,外邪入中,引发中风。
《素问·上古天真论》云:"女子七岁,肾气盛,齿更发长;
二七而天癸至……月事以时下,故有子……地道不通,故形坏
无子也。丈夫八岁,肾气实,发长齿更;二八,肾气盛,天
癸至……五脏皆衰。"古人多有"人过半百其气衰"的论述。
因"虚"导致的中风,有气、血、阴、阳虚的不足。《诸病源
候论》云:"风偏枯者,由血气偏虚,则腠理开……脾胃气弱,
血气偏虚,为风邪所乘故也。"提出脾胃虚弱、气血亏虚是中
风之关键病机。气能温煦,血能濡养,气虚失于温煦,血虚失
于濡养,则筋脉失养,肢体活动不利。年老脾胃功能虚弱,运
化失常,后天水谷生化不足,可导致气血亏虚,此外由于生活
作息不规律、精神压力大等原因,劳神过度、暗耗心血,可致
气血不足。老年人,由于脏腑功能日趋低下,阴精渐耗,阴血
不足,可导致肝肾阴虚,引起肝阳偏亢,最终导致肝风内动。
《景岳全书》云:"阴亏于前,而阳损于后,阴陷于下,而阳泛
于上,以致阴阳相失……卒然仆倒。"虚在先,可阴损及阳,
终致阴阳两虚。此外病程日久,久病必虚,中风后期者可见气
血阴阳俱虚。

2. 情志失宜

本病最常见肝气郁结,导致气郁化火,或因暴怒伤肝,
肝阳暴亢,肝内风动,血随气逆,上冲于脑,发为中风。《素
问·生气通天论》云:"大怒则形气绝,而血菀于上,使人薄
厥。"《素问·阴阳应象大论》云:"人有五脏化五气,以生喜

怒悲忧恐。"人的脏腑气血是精神情志活动的基础,而情志等心理活动又影响脏腑气血,正所谓"形者神之质,神者形之用"。情志过激可影响气机,如《素问·举痛论》中论述"怒则气上,喜则气缓,悲则气消,恐则气下……惊则气乱……思则气结"。情志过极会伤及相应脏腑,如"怒伤肝……喜伤心……思伤脾……忧伤肺……恐伤肾"。情志反应过强会引起气血运行紊乱作用于脏腑,为中风诱因。刘完素认为:"中风偏枯者,由心火暴甚,而水衰不能制之,则火能克金,金不能克木,则肝木自甚,而兼于火热,则卒暴僵仆,多因五志七情过度,而卒病也……凡人风病,多因热甚………俗云风者,言末而忘其本也。所以中风瘫痪者,非谓肝木之风实甚,而卒中之也。亦非外中于风尔。由乎将息失宜,而心火暴甚,肾水虚衰,不能制之,则阴虚阳实,而热气怫郁……多因喜、怒、思、悲、恐之五志,有所过极,而卒中者,由五志过极,皆为热甚故也。"心火暴甚、肾水虚衰、阴虚阳实、热气怫郁、将息失宜、情绪急剧波动诱发中风。

3. 饮食不节

过食肥甘厚味,脾胃受损,运化不利,水液停滞,积聚生痰。痰阻血脉,瘀血内生;痰瘀互结,脑脉瘀滞而发中风。《素问·通评虚实论》云:"仆击、偏枯……高粱之疾也。"湿土生痰,痰生热,热生风可导致中风。《证治汇补》云:"肥人多痰,瘦人多火……蓄积成热,热极生风。"《明医指掌》云:"痰即有形之火,火即无形之痰。"痰与热易互结共存,阻滞清窍,易于生风,耗气伤阴,易于留恋,难以速去,并易于成瘀,形成痰热瘀互结的病机变化。此外《古今医鉴》云:"脾胃伤于浓厚，湿热内郁，中气浊而不清，则其所化生之精亦得浊气。"若"乱于头，则为厥逆，头重眩仆"，湿热合邪，困于中焦，阻遏气机，蒙蔽于上，清窍壅塞，困遏清阳，发为头面诸症，可诱发中风。

（二）病机

中风的主要病机有风、火、痰、瘀、虚五类，可相互影响，互相兼夹，引起气血逆乱，而发中风。风痰入络，留滞经脉；暴怒伤肝，肝阳暴亢，气血逆乱；气虚而无力鼓动，血液留滞不行，血瘀脑脉；阴虚则不能制阳，肝阳亢盛化风，上扰清窍而发中风。

本病的病变部位在脑，涉及心、肝、脾、肾等多个脏腑。中风初见半身不遂，偏身感觉异常，口舌歪斜，言语不利，为病在经络；初起即见突然昏仆，神识昏蒙，不省人事者，为病在脏腑。中脏腑分闭证、脱证，闭证常由于邪气内闭清窍，骤起而见神识昏迷，牙关紧闭，口噤不开，两手握固，肢体强痉等。阳闭者，有瘀热痰之象，症见身热面赤、气粗息鼾、便秘溲黄、舌苔黄腻、舌绛干等；阴闭者，有寒湿痰之象，症见面白唇紫、痰涎壅盛、四肢不温、舌苔白腻等。脱证则一般由闭证恶化导致，多为五脏真阳散脱、阴阳离决之候，症见神志昏聩、目合口开、四肢瘫软、手撒肢冷、汗多、二便自遗等。

三、中医诊断

（一）主症

半身不遂，神识昏蒙，言语謇涩或不语，偏身感觉异常，口舌歪斜。

（二）次症

瞳神变化，饮水发呛，目偏不瞬，共济失调。

（三）起病方式

急性起病，发病前多有诱因，通常有先兆症状。

（四）发病年龄

多在 40 岁以上。

具备 2 个主症以上或 1 个主症、2 个次症，结合诱因、先兆症状、年龄即可确诊。不具备上述条件，结合影像学检查结果亦可确诊。

四、中医治疗

（一）治疗原则

缺血性中风急性期以风、火、痰、瘀为主，常见肝阳暴亢、风痰上扰、痰热腑实等"标"实表现；恢复期及后遗症期则以虚中夹实为主，多见气虚血瘀、阴虚阳亢等"本"虚表现。

1. 息风平肝潜阳

临床表现属中风之风阳暴亢者，可伴急躁易怒、头痛、眩晕、面红目赤、口苦咽干、尿赤、便干、舌红少苔或苔黄、脉弦数。张山雷认为"猝暴昏仆，皆是肝阳上升，气血奔涌，冲激入脑，扰乱神经所致"，以天麻钩藤饮加减息风平肝潜

阳。天麻、钩藤、石决明均有平肝息风之力，用以为君；山
栀、黄芩清热泻火，使肝经之热不致偏亢，为臣药；益母草活
血利水，牛膝引血下行，配合杜仲、桑寄生补益肝肾，均为佐
药。若心烦、口苦，可加牡丹皮、夏枯草；若头晕剧烈，可加
生龙骨、生牡蛎、全蝎；若目赤、便秘，加大黄、麻子仁；若
肢体不利，可加当归、地龙、赤芍、桃仁、红花等活血通络；
如肝火过盛，加龙胆草、菊花、牡丹皮以增加清肝泄热之力。

2. 息风化痰活血

临床表现属中风之风痰阻络者，可伴头晕目眩、舌质暗
淡、舌苔白腻、脉弦滑。《丹溪心法》云："中风……治痰为
先，次养血行血。"以半夏白术天麻汤加减息风化痰活血。其
中半夏降逆止呕、化痰燥湿，天麻平肝息风、通经活络，共为
君药，治风痰上扰；白术利水燥湿、益气健脾，茯苓健脾安
神、利水渗湿，共为臣药；佐以三七、丹参活血化瘀，橘红燥
湿化痰、理气健脾，石菖蒲祛痰开窍，泽泻利水祛湿；甘草调
和诸药。若风痰阻络较重，可加全蝎以增加息风通络之功；若
言语謇涩较重，佐以远志、石菖蒲、郁金增加开窍化痰之功；
若肢体活动不利较重者，加伸筋草、木瓜舒筋活络；若下肢乏
力、疼痛明显，加牛膝、桑寄生补肝肾、强筋骨。

3. 通腑清化痰热

临床表现属中风之痰热腑实者，可伴大便燥结、腹胀、
腹痛、脉滑有力、舌苔黄厚。阳明胃气不能通顺下达，气壅痰
郁化热，上冲加重清窍不利，以星蒌承气汤加减治之。星蒌承
气汤是在大承气汤基础上研制而成，方中生大黄味苦性寒，泻
下之力强，荡涤肠胃，推陈出新，又能清热泻火，解毒逐瘀，

为君药，通腑泄热以上病下治。芒硝泻下攻积，寒以清热，咸以软坚，与生大黄配伍可清热泻下通腑。瓜蒌味甘，微苦，性寒，善清热化痰，宽胸散结，润肠通便；胆南星长于清热化痰，合为佐药。瓜蒌以及胆南星主要体现在清热化痰方面，生大黄能够加速热痰下行，实现化浊通腑的作用。诸药配伍，共奏通腑泄热功效。

4. 补气活血通络

临床表现属中风之气虚血瘀者，可见偏身麻木、面色少华、气短乏力、自汗、心悸、便溏、舌质暗淡或瘀斑、舌苔薄白或腻、脉细涩。本证以气虚为本、瘀血为标。王清任在《医林改错》中言："元气既虚，必不能达于血管，血管无气，必停留而瘀。"故方选补阳还五汤加减。黄芪生肌，补气养血，利水消肿，益气固表；苍术祛风散寒，健脾燥湿；鸡血藤舒筋活络，补血，止痛，活血；丹参清心除烦，凉血消痈，祛瘀活血，止痛；红花散瘀活血止痛；赤芍止血凉血；桃仁化瘀活血；川芎祛风散寒，行气活血，化瘀；地龙通络清热；当归止痛活血补血。另外，可根据患者病情变化合用中成药——四虫片（主要成分为地龙、全蝎、蜈蚣、水蛭），以增强化瘀通络。

5. 滋阴潜阳息风

临床表现属中风之阴虚风动者，可伴头晕头痛、耳鸣目眩、双目干涩、腰酸腿软、急躁易怒、少眠多梦、舌质红绛或暗红、少苔或无苔、脉细弦或细弦数。"精血衰耗，水不涵木……肝阳偏亢，内风时起"，肝阳化风，气血并逆，直冲犯脑，发为此病。肝为将军之官，不治则易怒，因怒生热，煎耗肝血，遂致肝中所寄之相火，突然暴发，夹气血而上冲脑部，以致昏厥。肝风内动，可用镇肝熄风汤加减。方中牛膝、代赭石镇肝降逆、引血下行，白芍、牡蛎、龙骨、龟甲滋阴潜阳、滋水涵木、镇肝息风，茵陈、生麦芽、川楝子疏肝理气、清泻肝热，天冬、玄参清热滋阴，甘草调和诸药。全方以镇肝息风为主，潜降与重镇为伍，疏肝兼平肝，使其降而不沉，并引气血下行，共奏息风通络、平肝潜阳之功。

（二）用药特点

徐老重视元气在中风发病中的作用，他认为元气亏虚是老年人发病的内因。元气亏虚，则诸脏之气皆不足，脏腑功能受损，五脏功能失司，脾失运化，肺失宣肃，肝失疏泄，肾失开阖，心失所养。

徐老认为元气亏虚导致的痰、瘀是本病发生的核心因素。元气亏虚，则无力推动血行，气为血之帅，血为气之母，气行则血行，气虚则血液停滞脉络而为瘀；血不利则为水，瘀水浊邪，相互胶结，阻碍气机，脑脉失养，进一步导致痰、瘀闭阻脑窍，加重病情。临证当从虚、瘀、痰浊进行辨证。

1.组方思路

"益气化痰通络方"是徐老根据"元气亏虚，痰瘀阻络"这一病机所创，由黄芪、赤芍、当归、川芎、红花、炒桃仁、地龙、清半夏、陈皮、茯苓、麸炒枳实、炙甘草组成。以补益元气治本，祛痰化瘀治标。方中重用黄芪，温之以气。当归味辛性温，主入血分，活血补血，《本草纲目》谓其"和血"，与川芎、赤芍、桃仁、红花、地龙合用，意在"活血不留瘀，化瘀不伤正"。赤芍功在活血散瘀,《名医别录》谓其可"通顺血脉,缓中,散恶血,逐贼血"。川芎辛温走窜,为"血中之气药",擅活血行气,祛瘀止痛。川芎同黄芪合用可以温中气而通行肝脾,同当归、芍药连用可以生血脉而贯通营阴。桃仁、红花合用以加强活血化瘀之效。地龙破瘀通经,具走窜之性,可加强植物药的活血化瘀之功,又借其性味走窜,助药以行全身。半夏辛温性燥,为祛痰化湿之要药,《本草从新》谓其为"治湿痰之主药"。陈皮辛苦温燥,理气行滞,又兼燥湿化痰之功;枳实善破气消积,消除胀满,又长于行气消痰。二者与半夏配伍,体现"治痰先治气,气顺痰自消"之意。茯苓甘淡,渗湿健脾,以治生痰之源,使湿无所聚,则痰无由生,与半夏配伍,体现了"燥湿渗湿则不生痰"之理。炙甘草和中,调和诸药。诸药合用,共奏补气活血、化瘀祛痰之效。

2. 药物分析

(1)黄芪

黄芪,味甘,性微温,入脾、肺二经,为补中益气要药。《日华子本草》记载黄芪"助气壮筋骨,长肉补血"。《医学启源》云黄芪"补肺气,实皮毛,泻肺中火,脉弦,自汗,善治脾胃虚弱,疮疡血脉不行,内托阴证,疮疡必用之药"。《本草备要》云黄芪"生用固表,无汗能发,有汗能止;温分肉实腠理,泻阴火解肌热;炙用补中,益元气,温三焦,壮脾胃;生血生肌,排脓内托,疮痈圣药"。现代药理研究表明,黄芪可增强机体免疫力,促进淋巴细胞转化和增殖,增强巨噬细胞吞噬作用,提高免疫球蛋白水平等。黄芪还有抗氧化作用,可减少自由基损伤,抑制炎症介质的释放,减轻炎症反应。

（2）当归

当归，味甘辛，性温，入心、肝、脾经。补血和血，调经止痛。《日华子本草》记载当归"治一切风，一切血，补一切劳，破恶血，养新血及主癥癖"。《珍珠囊》云当归"头破血，身行血，尾止血"。《本草蒙筌》云当归"逐跌打血凝"。当归中阿魏酸具有很强的抗氧化活性，可促进清除自由基酶的产生。此外，阿魏酸还能抑制血小板聚集，抑制羟色胺、血栓素样物质的释放，选择性抑制血栓素合成酶活性。当归还具有抑制肝脏合成胆固醇的作用，同时通过抗氧化和自由基清除以及抗血栓三种作用相互协调产生抗动脉粥样硬化的作用。

（3）赤芍

赤芍，味苦，性微寒，入肝经。行瘀，止痛，凉血，消肿。《名医别录》记载其"通顺血脉，缓中，散恶血，逐贼血，去水气，利膀胱、大小肠，消痈肿"。《药性论》云其"治血气积聚，通宣脏腑拥气……消瘀血"。《滇南本草》云其"泄脾火，降气行血，破瘀血，散血块，止腹痛，散血热，攻痈疽"。张锡纯在《医学衷中参西录》中言"至于化瘀血，赤者较优"。赤芍药理作用广泛，在血液、心血管、神经、消化等多系统中发挥着不同的疗效，具有保护心肌细胞和神经细胞、稳定微循环、抗动脉粥样硬化等作用。赤芍可明显降低丙二醛活性，提高超氧化物歧化酶活性，可以缓解自由基对脑组织的损伤。

（4）川芎

川芎，味辛，性温，归肝、胆、心包经。活血行气，祛风止痛。《名医别录》记载川芎"除脑中冷动，面上游风去来，目泪出，多涕唾，忽忽如醉，诸寒冷气，心腹坚痛"。《医学启源》云川芎"补血，治血虚头痛之圣药也"。《本草正》云川芎"其性善散，又走肝经，气中之血药也……芎归俱属血药，而芎之散动尤甚于归，故能散风寒，治头痛，破瘀蓄，通血脉，解结气，逐疼痛"。《本草汇言》云川芎"上行头目，下调经水，中开郁结，血中气药……味辛性阳，气善走窜而无阴凝黏滞之态，虽入血分，又能去一切风，调一切气"。《本草正义》云川芎"散风寒，除头痛，破瘀通经，升走善散"。川芎中含有多种有效成分，主要包括川芎嗪、川芎哚、藁本内酯、阿魏酸、洋川芎内酯等，可发挥抗氧化应激、调节神经炎症、调控细胞自噬、调节钙离子稳态、抑制血小板聚集及抗凝、保护血管内皮因子的作用。

（5）地龙

地龙，味咸，性寒，归肝、肺、脾、膀胱经。清热定惊，通络，平喘，利尿。《中华本草》记载地龙"清热止痉，平肝息风，通经活络，平喘利尿"。《本草便读》云地龙"性下行，利水通经，皆取咸寒退火热"。地龙所含成分在脑缺血的治疗中以纤溶酶活性成分为主，具有抗血栓和抑制血小板聚集等作用，地龙中的其他蛋白质和肽类成分还具有促进神经再生、改善神经功能的作用。

（6）红花

红花，味辛，性温，入心、肝经。活血通经，祛瘀止痛。《唐本草》记载红花"治口噤不语，血结，产后诸疾"。《本草纲目》云红花"活血润燥，止痛散肿，通经"。《本草正》云红花"达痘疮血热难出，散斑疹血滞不消"。红花黄色素可通过提高血小板衍化生长因子从而激活磷脂酰肌醇 3 激酶 / 蛋白激酶通路和Ⅰ类 PI3K/Akt/mTOR 信号传导途径发挥神经保护作用。

（7）桃仁

桃仁，味苦、甘，性平，入心、肝、大肠经。破血行瘀，润燥滑肠。《本草正义》云桃仁"善治血瘀、血闭、血结、血隔、血瘕，功惟破血"。《本草纲目》云桃仁主"血滞风痹"。现代药理研究表明，桃仁具有明显的抗凝血、抑制血小板聚集和改善血液流变学作用。

（8）半夏

半夏，味辛，性温，入脾、胃、肺经。燥湿化痰，降逆止呕，消痞散结。《名医别录》云半夏"消心腹胸中膈痰热满结，咳嗽上气，心下急痛坚痞，时气呕逆"。《药性论》云半夏"消痰涎，开胃健脾，止呕吐，去胸中痰满，下肺气，主咳结"。《医学启源》云半夏"治太阴痰厥头痛，非此不能除"。《本草正义》云半夏"消痰去湿，和胃调脾，止咳嗽，除呕吐"。现代药理研究表明，半夏具有较明显的降低甘油三酯和低密度脂蛋白的作用，能够降低全血黏度、抑制红细胞的聚集和提高红细胞的变形能力。

（9）陈皮

陈皮，味苦、辛，性温，归肺、脾经。理气健脾，燥湿化痰。《本草纲目》云："橘皮，苦能泄能燥，辛能散，温能和。其治百病，总是取其理气燥湿之功。同补药则补，同泻药则泻，同升药则升，同降药则降，脾乃元气之母，肺乃摄气之篇，故橘皮为二经气分之药，但随所配而补泻升降也。"《本草正义》云陈皮"泻脾胃痰滞、肺中滞气，消食开胃"。《本草汇言》云陈皮"味辛善散，故能开气；胃苦开泄，故能行痰；其气温平，善于通达，故能止呕、止咳，健脾和胃者也"。东垣曰："夫人以脾胃为主，而治病以调气为先，如欲调气健脾者，橘皮之功居其首焉。"研究发现陈皮精油对多种因素诱导的炎症动物模型引起的炎症反应具有改善作用。陈皮中活性甲氧基黄酮成分对血管具有调节作用。

（10）茯苓

茯苓，味甘淡，性平，入心、脾、肾、肺经。渗湿利水，益脾和胃，宁心安神。《神农本草经》云茯苓"主胸胁逆气，忧恚，惊邪，恐悸，心下结痛，寒热烦满，咳逆，口焦舌干，利小便"。《名医别录》云茯苓"开胸府，调脏气，伐肾邪，长阴，益气力，保神守中"。《药性论》云茯苓"开胃，止呕逆，善安心神，主肺痿痰壅"。《日华子本草》云茯苓"补五劳七伤，安胎，暖腰膝，开心益智，止健忘"。现代药理研究表明，茯苓含三萜类、多糖类、甾醇类、挥发油类等多种化学成分，其中以茯苓多糖和三萜类为主，具有利水渗湿、保肝、抗氧化、抗衰老、免疫调节等药理作用。

（11）枳实

枳实，味苦、辛、酸，性微寒，归脾、胃经。破气消积，化痰除痞。《本草衍义》云枳实"其性酷而速……取其疏通决泄、破结实之义"。《汤液本草》云"非枳实不能除痞"。现代药理研究表明，枳实可通过不同途径和作用靶点起到调节胃肠道、抗炎、抗氧化等作用。

（12）炙甘草

炙甘草，味甘，性平，归心、肺、脾、胃经。补脾和胃，益气复脉。《名医别录》记载甘草"主温中，下气，烦满，短气，伤脏，咳嗽，止渴，通经脉，利血气，解百药毒"。《本草汇言》云："甘草，和中益气，补虚解毒之药也。健脾胃，固中气之虚羸，协阴阳，和不调之营卫。故治劳损内伤，脾气虚弱，元阳不足，肺气衰虚，其甘温平补，效与参、芪并也……凡用纯热纯寒之药，必用甘草以缓其势，寒热相杂之药，必用甘草以和其性。"炙甘草中的化学成分种类多样，主要包括三萜皂苷类、黄酮类及多糖类等；炙甘草具有抗炎、抗氧化以及免疫调节等药理作用。

五、医案举隅

案例 1

李某，男，65 岁。2014 年 5 月 24 日以"言语不利，左侧肢体活动不利 15 天"为主诉就诊。

患者 15 天前出现言语不利，左侧肢体活动不利，于某医院就诊，诊断为急性脑梗死，予依达拉奉注射液、尤瑞克林等输液治疗。查体：言语不利，吐字费力，左上肢肢体肌力 4 级，左下肢肢体肌力 4 级，无饮水呛咳，无吞咽困难。经治疗后好转出院。为求进一步治疗，前来我院就诊。症见言语不利，吐字费力，左侧肢体活动不利，自觉倦怠乏力，精神不振，纳呆，食少，时有腹胀，小便稍黄，大便稍干，3 日一行。舌淡紫红，苔白稍腻，脉细涩。

西医诊断：脑梗死恢复期。

中医诊断：缺血性中风（痰瘀阻络证）。

治法：健脾益气，祛湿化痰通络。

处方：化痰通络饮加减。

黄芪 60g，红花 10g，炒桃仁 12g，川芎 20g，赤芍 12g，当归 12g，地龙 12g，麸炒枳实 12g，茯苓 30g，陈皮 12g，清半夏 9g，柏子仁 15g，水蛭 9g，炙甘草 6g。7 剂，水煎服，每日 1 剂，早晚分服。

嘱患者忌生冷辛辣，避免劳累。

二诊：患者乏力较前稍改善，精力尚可，平时可在辅助下进行康复锻炼，纳少，眠可，小便尚调，便干情况较前减轻。舌淡紫红，苔白稍腻，脉细涩。上方黄芪加至 80g 继服。14 剂，每日 1 剂，水煎服。

三诊：患者上肢力量较前稍好转，下肢仍感无力，纳增，眠可，小便调，大便不干，2 日一行。舌质淡紫，苔薄白，脉细。上方加桂枝 12g，14 剂，每日 1 剂，水煎服。

四诊：患者肢体乏力较前减轻，言语较前流利，稍口干，纳尚可，眠可，二便调。舌质淡红，苔薄白少津，脉细。患者脾气健，川麦冬 30g，葛根 20g，养阴柔津。14 剂，每日 1 剂，水煎服。

五诊：患者言语较前流利，可拄拐杖步行，纳可，二便调。舌质淡红，苔薄白，脉细。嘱其将上方改为水丸，每次 10g，每日 3 次，以方便服用，继续康复锻炼及言语训练巩固疗效。

6 个月后随访，可自主步行，病情未反复。

按语：本案患者为老年男性，因气虚血瘀，痰瘀壅塞筋脉，损伤脑髓，故出现肢体活动不利。本病病位在脑，病性虚实夹杂，治疗上以补气活血通络祛痰为法，方选化痰通络饮加减。

患者以元气亏虚为基础，出现倦怠乏力、精神不振等症状，加之病后肢体活动不利，长期卧床，锻炼不足，久卧伤气，元气亏虚更甚。《脾胃论》云："脾胃之气既伤，而元气亦不能充。"方中重用黄芪补益元气；当归配伍红花、炒桃仁、川芎、赤芍活血化瘀之品，可祛脉中瘀血，又不损伤机体正气，有助于新血的生成；配伍水蛭、地龙可加强活血化瘀之功，逐瘀与通络并重；湿浊之邪性趋下，配伍茯苓可使湿邪浊气从下而走，有利于瘀血、顽痰的祛除；半夏燥湿化痰，和胃止呕；陈皮理气行滞，燥湿化痰；枳实降气导滞，消痰除痞；柏子仁润肠通便，给邪气以出路。陈皮与枳实相合，亦为一温一凉，而理气化痰之力增。更以茯苓，健脾渗湿，以杜生痰之源。三诊加桂枝，以温通经脉，助阳化气。后患者口干加麦冬，滋润肺胃；葛根协助升腾胃气，上乘于口。诸药合用，气虚得补，瘀浊得去，脉道得通，新血得生。

徐老强调临床用药要灵活，病程和证候变化会出现痰瘀化热、化毒等病理变化，而不同时期，病理性质也不同。急性期以风、痰、瘀等标实之邪为主，恢复期及后遗症期以虚、瘀为主。因此，临床治疗时在补益元气、祛瘀通络的基础上，还要根据患者兼症灵活加减施治。痰瘀化热者配伍黄芩、瓜蒌、石菖蒲、郁金等清化痰热；肝阳偏亢、风痰上扰者，配伍天麻、钩藤、龙骨、牡蛎等以平肝潜阳、化痰息风；痰热腑实者，配伍大黄、芒硝、瓜蒌、枳实等以化痰通腑。总之，临床要根据患者的寒热虚实，随症治之，才能知常达变，真正做到辨证论治，获得良效。

案例 2

刘某，男，63 岁。2021 年 6 月 11 日，因右侧肢体活动不灵 1 个月就诊。

患者 1 个月前无明显诱因出现右侧肢体活动不灵，就诊于山东大学齐鲁医院，诊断为脑梗死，经治疗病情稳定。为求中西医结合诊治，遂来我院就诊。患者既往有肺癌病史。现右侧肢体活动不灵，健忘，理解性失语，纳差，乏力，眠可，二便调。舌暗红，苔白，脉弱。

西医诊断：①脑梗死恢复期。②肺癌。

中医诊断：中风（气虚血瘀证）。

治法：补气活血。

处方：补阳还五汤加减。

黄芪 60g，当归 12g，赤芍 12g，川芎 20g，地龙 10g，桃仁 12g，红花 10g，水蛭 5g，土鳖虫 10g。7 剂，每日 1 剂，水煎，分 2 次服。

二诊：患者现右侧肢体活动不灵，乏力较前略改善，纳眠可，二便调，舌暗红，苔白，脉弱。上方将黄芪改为 90g，7 剂，每日 1 剂，水煎服。

三诊：患者右侧肢体力量较前增加，纳眠可，二便调，舌质瘦小，舌暗红，苔白，脉弱。上方将黄芪改为 100g，加桑寄生 30g、益母草 12g。7 剂，每日 1 剂，水煎服。

四诊：患者右侧肢体力量较前增加，纳眠可，二便调，舌质瘦小，舌暗红，苔白，脉弱。上方将黄芪改为 110g。7 剂，每日 1 剂，水煎服。

五诊：患者服用上方 21 剂后，右侧肢体活动不灵较前改善，记忆力减退，纳眠可，二便调，舌质瘦小，舌暗红，苔白，脉弱。

处方：黄芪 80g，当归 12g，赤芍 12g，川芎 20g，地龙 12g，桃仁 12g，红花 10g，水蛭 6g，白术 12g，炙甘草 5g，远志 10g，石菖蒲 12g。7 剂，每日 1 剂，水煎服。

六诊：患者右侧肢体力量较前增加，健忘，纳眠可，二便调，舌质瘦小，舌暗红，苔白，脉弱。上方将黄芪改为 90g，加土鳖虫 10g。7 剂，每日 1 剂，水煎服。

七诊：患者右侧肢体活动不灵明显好转，纳眠可，二便调，舌质暗红，苔薄白，脉弱。上方将黄芪改为 100g。7 剂，每日 1 剂，水煎服。

按语：脑卒中属中医"中风"范畴，中风是以突然昏仆，不省人事，伴有口眼歪斜、语言不利、半身不遂，或不经昏仆而仅以歪僻不遂为主症的一类疾病。因其发病急骤，临床表现多样，变化迅速，与自然界中风性善行数变的特征相似，故名之"中风"。本病病位在脑，与心、肾、肝、脾密切相关。其病机有虚（阴虚、气虚）、火（肝火、心火）、风（肝风）、痰（风痰、湿痰）、气（气逆）、血（血瘀）六端，此六端多在一定条件下相互影响，相互作用。本病病性多为本虚标实，上盛下虚。在本为肝肾阴虚，气血衰少；在标为风火相扇，痰湿壅盛，瘀血阻滞，气血逆乱。而其基本病机为气血逆乱，上犯于脑，脑之神明失用。在恢复期及后遗症期，多为虚实夹杂，邪实未清而正虚已现，治宜扶正祛邪，常用育阴息风、益气活血等法。

本案患者证属气虚血瘀，患者中风之后，正气亏虚，气虚无力行血，脉络瘀阻，筋脉肌肉失去濡养，故患者右侧肢体活动不灵。正如《灵枢·刺节真邪》所言"虚邪偏客于身半，其入深，内居荣卫，荣卫稍衰，则真气去，邪气独留，发为偏枯"。气虚血瘀，舌本失养，故言语不利。舌暗红，苔白，脉弱，为气虚血瘀之象。徐老选用补阳还五汤加减，以补气活血通络。

补阳还五汤出自《医林改错》，原书记载"此方治半身不遂，口眼歪斜，言语謇涩，口角流涎，大便干燥，小便频数，遗尿不禁"。方中重用黄芪，甘温补气，升提固摄，既可补脾胃中气，促气旺则血行，瘀去络通，又可固摄经络真气以除痿废，为君药。当归活血养血，祛瘀而不伤血，为臣药。佐以赤芍、川芎、桃仁、红花四味，助当归以活血祛瘀。又佐性善走窜之地龙，通经活络，力专善走，周行全身，以行药力。此患者舌暗红较甚，提示瘀血较重，故徐老在原方基础上加水蛭、土鳖虫以增强活血化瘀之功。二、三诊时，患者服药有效，肌力较前增加，仍舌质瘦小，舌暗红，苔白，脉弱。加大黄芪用量，以增强健脾益气之功，并加用桑寄生、益母草以补肝肾，强筋骨，活血化瘀。五诊时患者肌力明显改善，兼有记忆力减退，为痰瘀阻窍所致，故加远志、石菖蒲以理气化痰，开窍安神。

纵观本案，患者处于中风恢复期，证属气虚血瘀，徐老在益气活血、化瘀通络时，重在健脾益气。重用黄芪，最小剂量为80g，最大剂量为110g，与原方黄芪四两峻补气分之意同，也体现了徐老注重固护后天、补益脾胃的思想。

第二节　眩　晕

眩晕是目眩和头晕的总称。目眩以眼花或眼前发黑、视物模糊为特征，头晕以站立不稳或感觉自身或外界景物旋转为特征，二者常同时并见，故统称为"眩晕"。轻者闭目即止；重者如坐车船，旋转不定，不能站立，或伴有恶心、呕吐、汗出，甚或昏倒等症状。

一、历史沿革

眩晕是临床常见病证，最早见于《黄帝内经》，其中有"眩冒""目旋以转""眩"等多种称谓。唐代孙思邈在《备急千金要方》中始称"眩晕"。

历代文献中将眩晕称为"眩"者众多，虽其记载仅为"眩"而未提及"晕"，但从其病机及临床症状或治疗方法来分析，该处所言之"眩"，所包含的意义实际与眩晕之义相同。例如《灵枢·卫气》云"上虚则眩"；朱丹溪云"无痰则不作眩"。张景岳云"无虚不能作眩"，其在《质疑录》中论"无痰不作眩"时曰"眩者，头晕也，眼有黑花，如立舟车之上，而旋转者是也"。这一解释明确了"眩"代表眩晕之义，即把眩晕称作"眩"。

历代文献中有关眩晕的相关病名记述还有很多，如"风""眩""眩运""虚眩""风晕""旋转"等许多不同的称谓，即便同一医家在同一文章中对眩晕范畴的描述都会出现多种，在描述方式上存在很大的区别。历代医家还将晕分为"血晕""气晕""痰晕""火晕""湿晕""暑晕"等，名称虽多，但其与眩晕范畴有关的命名无非包括了定义眩晕的两个方面的内容：一是眼黑或眼花视物模糊；二是感觉自身或外界景物运转不定，感觉部位定位在目与头。故后世医家多以眩晕命名，一直沿用至今。

《黄帝内经》认为眩晕属肝所主，与髓海不足、血虚、邪中等多种因素有关。如《素问·至真要大论》云"诸风掉眩，皆属于肝"，《素问·六元正纪大论》云"木郁之发……甚则耳鸣眩转，目不识人，善暴僵仆"，《素问·至真要大论》云"厥阴司天，客胜则耳鸣掉眩"，《灵枢·海论》云"髓海不足，则脑转耳鸣，胫酸眩冒"，《灵枢·卫气》云"上虚则眩"，《灵枢·大惑论》云"故邪中于项，因逢其身之虚……入于脑则脑转，脑转则引目系急，目系急则目眩以转矣"。

张仲景认为，痰饮是眩晕的重要致病因素之一，对各种原因导致的痰饮眩晕进行了详细论述。痰饮水湿停聚体内，一方面使气机运行受阻，阳不上承；另一方面痰湿本身也可上犯导致眩晕。

金元时期，对眩晕的概念、病因病机、治法、方药均有了进一步的认识。刘完素主张眩晕的病机应从风火立论，其在《素问玄机原病式》中言"所谓风气甚，而头目眩运者，由风木旺，必是金衰不能制木，而木复生火，风火皆属阳，多为兼化，阳主乎动，两动相搏，则为之旋转"。而朱丹溪提出了痰水致眩学说，其在《丹溪心法》中强调"无痰则不作眩""痰由火引动"。李东垣认为眩晕与脾胃关系密切，其言"夫饮食失节，寒温不适，脾胃乃伤……脾胃一伤，五乱互作，其始病遍身壮热，头痛目眩，肢体沉重"。李东垣认为眩晕多为脾胃受伤后，不能行其运化升清的功能，清不守上，浊不守下，清浊互干所致。

明清时期对于眩晕的发病又有了新的认识。张景岳指出"无虚不作眩"，其在《景岳全书·眩运》中指出："眩运一证，虚者居其八九，而兼火兼痰者，不过十中一二耳。"张景岳认为其虚或因"上气不足"或因"髓海不足"，而妄行作劳、忧思恼怒、饮食失节、脾胃受病等是导致眩晕的主要致病因素。《医学正传》云："大抵人肥白而作眩者，治宜清痰降火为先，而兼补气之药；人黑瘦而作眩者，治宜滋阴降火为要，而带抑肝之剂。"此外《医学正传》还记载了"眩运者，中风之渐也"，认识到眩晕与中风之间有一定的内在联系。

二、病因病机

眩晕的病因主要分为内因和外因，内因主要有饮食不节、体虚气弱等，外因常见于外邪侵袭、跌倒损伤等。

（一）病因

1. 外邪侵袭

外感风、火、湿等淫邪可侵袭人体引起相关脏腑的功能紊乱而发眩晕，《素问·气交变大论》云"岁木太过，风气流行……甚则忽忽善怒，眩冒颠疾"，指出外界风气太过，土气不能行其政令，木气独胜，肝失疏泄，气机逆乱，上扰清阳可致眩晕。"岁水太过，寒气流行，邪害心火……病反……渴而妄冒"，指出了外界水气太过，心火受伤，火不胜水，水气泛滥，上犯清阳而致头目眩冒。"岁火不及，寒乃大行……民病……郁冒蒙昧"，指出外界火气不及，寒气大行，阳气不能生化，水气内停，蒙蔽清窍导致昏眩等。

2. 饮食不节

嗜酒无度，过食肥甘，损伤脾胃，以致健运失司，水湿不化，水湿积聚生痰，痰湿中阻，清阳不升，脑窍失养，故发为眩晕。

3. 体虚气弱

久病体虚，脾胃虚弱，或失血之后耗伤气血，或饮食不节，忧思劳倦，均可导致气血两虚。气虚则清阳不升，血虚则清窍失养，发为眩晕。《景岳全书·眩运》云："原病之由，有气虚者，乃清气不能上升，或汗多亡阳而致，当升阳补气；有血虚者，乃因亡血过多，阳无所附而然，当益阴补血，此皆不足之证也。"

4. 跌仆损伤，瘀血内阻

跌仆坠损导致头脑外伤，瘀血停留于脑窍，阻滞经脉，而致气血不能上荣于头目，故眩晕时作。

（二）病机

1. 因"风"致眩

因"风"致眩理论源于《黄帝内经》，《素问·至真要大论》云"诸风掉眩，皆属于肝"，《素问·六元正纪大论》云"木郁之发……甚则耳鸣旋转，目不识人，善暴僵仆"，揭示了肝肾亏虚、肝风内动、风阳上扰为致眩的病机。清代叶天士云"所患眩晕者，非外来之邪，乃肝胆之风阳上冒耳"，陈修园亦谓"风非外来之风，指厥阴风木而言"，皆认为内风致眩。而外风致眩理论早在《黄帝内经》中亦有论述，《素问·气交变大论》云："岁木太过，风气流行，脾土受邪。民病飧泄食减……甚则忽忽善怒，眩冒颠疾。"明代虞抟认为"风木太过之岁，亦有因其气化而为外感风邪而眩者"。这都说明外风致眩与一年之中的五运六气有关。《灵枢·大惑论》云"邪中于项，因逢其身之虚……入于脑则脑转，脑转则引目系急，目系急则目眩以转矣"，提示外风致眩不仅与气候有关，还与个人的身体素质有着密切的关系。

2. 因"痰"致眩

张仲景较早提出并重视痰饮在眩晕发病中的作用，其在《金匮要略·痰饮咳嗽病脉证并治》中多处论及因痰致眩，如"心下有支饮，其人苦冒眩，泽泻汤主之""卒呕吐，心下痞，膈间有水，眩悸者，半夏加茯苓汤主之"。《金匮要略》中治疗眩晕的方剂有10首，其中治疗痰饮的方剂就占了4首（苓桂术甘汤、泽泻汤、小半夏加茯苓汤、五苓散），可见痰饮与眩晕的重要关系。后世朱丹溪在《丹溪心法·头眩》中提出"无痰则不作眩，痰因火动，又有湿痰者，有火痰者"的理论，皆说明痰湿是致眩的重要病因。

3. 因"火"致眩

金代刘完素在《素问玄机原病式·五运主病》中云："所谓风气甚，而头目眩运者，由风木旺，必是金衰不能制木，而木复生火，风火皆属阳，多为兼化，阳主乎动，两动相搏，则

为之旋转，故火本动也，焰得风则自然旋转也。"指出风火相
煽是导致眩晕发生的关键。若忧怒太过，肝失条达，肝气郁
结，气郁化火，肝阴耗损，则风阳易动，上扰头目清窍，发为
眩晕。正如何书田在《医学妙谛》中言"精液有亏，肝阴不
足，血燥生热，热则风阳上升，窍络阻塞，头目不清，眩晕跌
仆"，指出风火是致眩之标，肝虚肾精不足才是致眩之本。

4. 因"瘀"致眩

若跌仆坠伤导致瘀血停留局部，气血不能上荣于头目，
导致眩晕发作。或因脏腑长期运化不足导致血脉瘀滞，亦会导
致经脉受阻，营卫气血不能濡养头目，发为眩晕。

5. 因"虚"致眩

脾胃为后天之本，气血生化之源。脾胃虚弱，则营卫气
血不能上荣濡养脑窍，发为眩晕。肾为先天之本，主藏精生
髓，脑为髓之海。若年老肾精不足，髓海空虚，无以充盈于头
部；或房劳过度，肾精亏虚；或体虚多病，损伤肾气，均可
导致髓海不足，发为眩晕。如《灵枢·口问》云"上气不足，
脑为之不满，耳为之苦鸣，头为之苦倾，目为之眩"，《灵
枢·海论》云"髓海不足，则脑转耳鸣，胫酸眩冒，目无所
见，懈怠安卧"。

张景岳在《景岳全书·眩运》中指出"眩运一证，虚者
居其八九，而兼火兼痰者，不过十中一二耳"，此言虽然言过
其实，但可见眩晕多见虚证。饮食劳倦、吐泻大汗、失血亡
精、思虑郁怒以及年老精衰等均可导致体质虚弱，上窍失于濡
养而致眩晕。

6. 本虚标实，虚实夹杂

刘宗厚在《玉机微义》中云："眩晕一证，人皆称为上盛下虚所致，而不明言其所以然之故。盖所谓虚者，血与气也。所谓实者，痰涎风火也。"《医学从众录·眩晕》曰"言其虚者，言其病根，言其实者，言其病象，理本一贯"。《慎斋遗书》云："头晕有肾虚而阳无所附者，有血虚火升者，有脾虚生痰者，有寒凉伤其中气，不能升发，故上焦元气虚而晕者，有肺虚肝木无制而晕者。"可见正虚是眩晕之本，而风、火、痰、瘀等是其标。如髓海气血充实，则虚火无以上泛，则无眩晕之病。

徐老认为眩晕病位在于脑部清窍，从病性来看有虚实两端。临床所见属虚者，如劳累体虚导致内风引动，血虚则脑失所养，精亏肾气弱导致髓海不足等，均可发为眩晕；属实者多见风、痰、火；属虚实夹杂者往往最为多见，既表现出乏力、健忘等虚证症状，又表现出风、痰、火、瘀等实证的症状，需仔细鉴别。

眩晕的病变脏腑与肝、脾、肾三脏关系最为密切。肝乃厥阴风木之脏，其性主动主升，若肝肾阴亏，水不涵木，阴阳失调，阳亢旺于上，或气火暴升，上扰头目，则发为眩晕。脾胃为后天之本，气血生化之源，若脾胃虚弱，气血亏虚，致脑窍失养，或脾不健运，痰湿中阻，或风阳夹痰，上扰清窍，均可发为眩晕。肾为先天之本，主藏精而不泄，主骨生髓，而脑为髓海，肾精不足则髓海亏虚，亦可发为眩晕。

临床上风、火、痰、瘀是眩晕的主要病理因素，在眩晕的病变过程中，各个证候之间会相互兼夹或转化。风阳往往夹有痰火，肾虚可以导致肝气过旺，久病入络亦会形成血瘀。若脾胃虚弱、气血不足而生眩晕，脾虚又可聚湿生痰，二者往往相互影响，可以表现为气血亏虚兼夹有痰湿中阻的证候，如痰湿中阻，日久郁而化热，形成痰火为患，甚至火盛伤阴，形成阴亏于下、痰火蒙上的复杂证候。若肾精亏损，本属于阴不足，阴又损乎阳，或致精不化气，反而出现肾阳不足或阴阳两虚的表现。故在临床上，虚实夹杂之证在眩晕中所占比例很高，需结合症状、舌象、脉象等相互辨别，细细鉴别诊治。

三、中医诊断

1. 头晕目眩，视物旋转，轻则闭目即止，重者如坐舟船，甚则仆倒。

2. 可伴恶心呕吐、眼球震颤、耳鸣耳聋、汗出、面色苍白等。

3. 起病较急，常反复发作，或渐进加重。

四、中医治疗

（一）治疗原则

徐老认为，眩晕的治疗原则关键在于辨清虚实。虚者补养气血，益精生髓，补益肝肾；实者当化痰祛瘀，潜阳疏风，平肝降逆，清肝泻火。虚实夹杂者当依据缓急标本合理选择相关药物。

（二）用药特点

1. 痰湿中阻，上蒙清窍

临床表现为头晕沉重，晨起尤甚，胸闷恶心，甚则呕吐痰涎，纳呆，口黏腻或渴而不欲饮，舌苔白腻，脉滑。

本证多因情志不遂、起居失调而致脾气虚弱，运化失司，水湿内停，聚而成痰，痰郁生风，风痰蒙蔽清阳而致。《素问·五运行大论》曰"其不及，则己所不胜侮而乘之"，土虚木横，肝木乘脾土，遂成肝风内动、夹痰上扰清窍之证。《素问·至真要大论》云："诸风掉眩，皆属于肝。"风性善行而数变，主动摇，肝风内动，则头眩物摇。又痰浊上逆，浊阴不降，阻遏清阳，故眩晕至甚，自觉天旋地转，伴恶心呕吐。痰湿中阻，气机不舒则胸闷。舌苔白腻，脉弦滑，皆为风痰上扰之象。

治法：健脾化痰，息风定眩。

方药：自拟泽泻汤加味。

药物组成：泽泻、炒白术、半夏、天麻、茯苓、陈皮、人参、炙黄芪、干姜、炒麦芽。

方药分析：徐老遵叶天士"治痰须健中，息风可缓晕"之旨，自创"泽泻汤"，在临床中取得了显著的疗效。

该方是以李东垣的半夏白术天麻汤化裁而成。方中以半夏、天麻为君。天麻味甘性平，入肝经，善平肝息风而止眩，旨在治风。如《本草纲目》云："天麻乃肝经气分之药……入厥阴之经而治诸病。按罗天益云：眼黑头旋，风虚内作，非天麻不能治。天麻乃定风草，故为治风之神草。"半夏性温，味辛，燥湿化痰，降逆止呕之力颇强，意在治痰。《本草纲目》云："半夏能主痰饮……为其体滑而味辛性温也。"半夏、天麻相伍，共成化痰息风之效，为风痰眩晕头痛之要药。如《脾胃论》云："足太阴痰厥头痛，非半夏不能疗，眼黑头眩，风虚内作，非天麻不能除。"炒白术其性温，味苦、甘，具有健脾燥湿、和中益气之功，并治生痰之本。《本经疏证》云："白术治眩，非治眩也，治痰与水耳。"《本草洞诠》言："脾恶湿，湿盛则气不得施，化津何由？生用白术以除其湿，则气得周流而津液生矣。"白术与半夏、天麻相伍，标本兼治，祛湿化痰、止眩之功更佳。《神农本草经》记载："泽泻，味甘寒。主风寒湿痹，乳难，消水，养五脏，益气力，肥健……面生光，能行水上。"茯苓味甘、淡，性平，健脾渗湿，与白术同助健脾祛湿之效，以治生痰之本。《本草纲目》言："茯苓气味淡而渗，其性上行，生津液，开腠理，滋水之源而下降，利小便。故张洁古谓其属阳，浮而升，言其性也；东垣谓其为阳中之阴，降而下，言其功也。"陈皮味辛、苦，性温，理气健脾，燥湿化痰，使气顺而痰清，正如《食物本草》云其"消痰涎""下气"。盖治痰当理气，气利痰自消。半夏、茯苓、陈皮三者相伍，则化痰、健脾、理气各彰其效，实为二陈汤配伍之精巧之处。脾胃乃后天之本，是人体气机升降之枢纽，其具有运化水谷精微的生理功能。《长沙药解》云："黄芪味甘，气平，入足阳明胃、手太阴肺经。入肺胃而补气，走经络而益营，医黄汗血痹之证，疗皮水风湿之疾。历节肿痛最效，虚劳里急更良，善达皮腠，专通肌表。"《名医别录》《本草纲目》等书均认为其有益气补虚的作用。方中用黄芪、人参补气健脾升阳，干姜温中阳，炒麦芽和中健脾、调和脾胃。诸药合用，共奏化痰息风之效，使风得以息，痰能自消，眩晕自愈。

2. 肝阳上亢，上扰脑窍

临床表现为眩晕耳鸣，或头目胀痛，头重脚轻，心烦易怒，失眠多梦，面红目赤，口苦，舌红，脉弦或弦细数。

本证由肝阳上亢，肝风上扰引起。肝属木，外应风气，内寄相火，体阴而用阳，其性刚劲，主动主升。如遇事不遂，忧郁恼怒，气郁化火，肝阳独亢，或体质虚弱，摄生不当，肝肾阴亏，阴不制阳，肝阳偏亢，化风上僭，风阳循经上扰清窍，则头痛、眩晕；肝藏魂，心藏神，肝阳有余，化热内扰，则夜寐多梦，甚或失眠。舌红，苔黄，脉弦乃肝阳偏亢之征。烦劳动阳，恼怒伤肝，故本证常因烦劳恼怒而诱发或加重。

治法：平肝息风，清热定眩。

方药：天麻钩藤饮加减。

药物组成：天麻、钩藤、石决明、栀子、黄芩、杜仲、怀牛膝、桑寄生、茯苓、夜交藤、生龙骨、生牡蛎、炙甘草。

可酌加白芍、珍珠母以增强平肝潜阳之力；阴虚者加生地黄、女贞子以滋阴。

方药分析：方中天麻味甘，性平，专入肝经，功擅平肝息风，善治"风虚眩晕头痛"；钩藤味甘，性凉，既能平肝风，又能清肝热。二药合用，以增平肝息风之力，共为君药。臣以石决明咸寒入肝，重镇潜阳，凉肝除热，与天麻、钩藤合用，以加强平肝息风之力。牛膝引血下行，有利于肝阳平降，亦合"治风先治血，血行风自灭"之理；杜仲、桑寄生补益肝肾，有滋水涵木之意；栀子、黄芩清肝降火；夜交藤、茯苓安神定志，以治失眠；龙骨、牡蛎功专平肝潜阳，镇静安神，俱为佐药。炙甘草既补益脾气，又调和诸药，而为佐使。全方共奏平肝息风、益肾宁心之效。

3. 热盛动风，邪闭清窍

临床表现为头晕胀痛，烦闷躁扰，或高热神昏，手足抽搐，耳鸣，心悸，面色潮红，舌红，脉弦而数。

本证多为热病极期，热邪传入厥阴，肝经热盛，热极动风所致。肝经热盛，燔灼肝经，煎津灼液，阴不维阳，风阳循经上冒而致头晕胀痛、耳鸣，热扰心神，甚则邪热闭阻心窍，则神昏心悸、烦闷躁扰，营液损伤，筋脉失养，以致手足抽搐。

治法：清热凉肝，增液息风。

方药：羚角钩藤汤加减。

药物组成：羚羊角粉、钩藤、贝母、生地黄、茯神、白芍、竹茹、桑叶、菊花、甘草。

方药分析：方中羚羊角味咸，性寒，入肝、心经，善于凉肝息风，《本草纲目》言其"平肝舒筋，定风安魂，散血下气"；钩藤味甘，性凉，入肝、心包经，清热平肝息风。二药合用，相得益彰，清热凉肝息风之功益著，共为君药。配伍桑叶、菊花清热平肝，以加强凉肝息风之效，为臣药。风火相扇，最易耗阴伤液，故用生地黄凉血滋阴，白芍养阴泄热，柔肝舒筋，二药与甘草相伍，酸甘化阴，养阴增液，舒筋缓急，以加强息风之功。邪热每多炼液为痰，故又以贝母、竹茹以清热化痰。热扰心神，以茯神平肝宁心安神。甘草兼调和诸药。本方以凉肝息风为主，配伍滋阴、化痰、安神之品，标本兼治。

4. 气血亏虚，脑窍失养

临床表现为眩晕，动则加剧，劳累则发，面色㿠白，神疲乏力，倦怠懒言，发色不泽，唇甲不华，心悸少寐，纳少腹胀，舌淡，苔薄白，脉细弱。

本证多为脾胃虚弱、肝血不足，致气血两虚、清阳不升，脑失所养发为眩晕。

治法：补益气血，调养心脾。

方药：归脾汤加减。

药物组成：党参、白术、黄芪、当归、熟地黄、大枣、龙眼肉、陈皮、茯苓、白扁豆、远志、酸枣仁、柏子仁。

方药分析：方中黄芪补气升阳，当归补血养血，二药同用补气养血，有当归补血汤之意；党参、白术健脾益气，配以熟地黄、龙眼肉、大枣补血生血养心，以滋气化之源；茯苓、白扁豆补中健脾祛湿；陈皮理气行气，可避免甘腻补益药物影响运化；远志、酸枣仁、柏子仁养血安神。

5. 肝肾不足，髓海失养

此证型多见于中老年人，临床表现为头晕，头部有昏沉感，病程较长，耳鸣健忘，失眠多梦，咽干口燥，腰膝酸软，胁痛，或平时怕冷，或五心烦热，颧红，盗汗，男子遗精，女子经少，舌淡暗，苔薄白，脉沉细。

本证由于肝阴虚不能上荣头目，肾阴虚则髓海不足，复又夹风痰上扰清窍，故头晕目眩，耳鸣健忘。阴虚生内热，虚热内扰，心神不安，故失眠多梦。阴虚津不上润，故咽干口燥。筋脉失养，则腰膝酸软。肝阴不足，肝经失养，故胁痛。

热内蒸于里，故五心烦热。虚火上炎，故颧红。内迫营阴，则盗汗。虚热内扰精室，故遗精。冲任隶属肝肾，肝肾阴虚则冲任不足，故女子经少。阳虚则畏寒，表现为怕冷。

治法：滋养肝肾，益精填髓。

方药：金匮肾气丸加减。

药物组成：熟地黄、山药、山茱萸、茯苓、泽泻、牡丹皮、牛膝、车前子、桂枝、附子。

方药分析：方中熟地黄性温，味甘，滋补肾阴；山茱萸入肝、肾二经，能补益肝肾，收敛固脱；山药归肺、脾、肾经，能补脾益肺，补肾益精；牡丹皮味辛、苦，性微寒，归心、肝、肾经，可清热散瘀活血；泽泻性寒，味甘、淡，利水渗湿；茯苓性平，味甘、淡，健运脾气，渗湿止泻。附子辛热，温壮元阳；桂枝能温通阳气，两药合用，共奏温肾助阳化气之功。考虑附子之性烈，若患者体寒较轻，肾虚较重时，可用巴戟天代替附子。全方升降协调，补泻得宜，可达阴阳同补之效。

6. 瘀血阻窍，气血不畅

此类患者除头晕症状外，无其余伴随症状，多以舌质暗、有瘀斑、唇色暗淡为主要体征，或者西医学检查有腔隙性脑梗死、动脉斑块等血运不畅的表现。

治法：活血化瘀。

方药：桂枝茯苓丸加味。

药物组成：桂枝、茯苓、牡丹皮、赤芍、桃仁。

方药分析：桂枝，味辛、甘，性温，温经通脉，温阳化气。赤芍，味苦，性微寒，养血活血。茯苓，味甘淡，性平，可健脾利水渗湿。桂枝、茯苓合用，化瘀利水，加强活血化瘀之功。牡丹皮，味辛苦，性微寒，活血散瘀，凉血清热。桃仁破血，活血润肠。全方寒温并用，升降同调，使气机复常，气血调畅。

　　桂枝茯苓丸是活血利水法的代表方，徐老在临床中多用于治疗符合瘀血病机的各类病证。那么，为何不选用单纯的活血化瘀方剂而选用桂枝茯苓丸呢？这体现了徐老对"血不利则为水"的独到认识。"血不利"与"水肿"乃互为因果的关系。结合西医学理论，各种循环障碍、占位、外伤等周围都会形成水肿，这就可以看成"血不利则为水"的局部表现，治疗上可采取血水同治的策略。本证型大多与其他肾虚、脾虚等证同时出现，徐老一般会与其他经方合用，以达到标本兼治之效。

五、医案举隅

案例 1

李某，女，60 岁。2015 年 10 月 6 日初诊。

主诉：发作性眩晕 2 个月。

现病史：患者 2 个月前因劳累、情志不舒出现头晕、天旋地转，持续数分钟缓解，于当地医院就诊，行颅脑 CT 未见明显异常，颅脑 MRI 见腔隙性脑缺血梗死灶。颈部血管彩超示①双颈总动脉内膜增厚并粥样斑块形成；②右椎动脉发育不良；③右锁骨下动脉起始段粥样斑块形成；④右颈内动脉轻度狭窄。治疗效果不佳，遂来我院求诊。现症见阵发性头晕，劳累、饥饿、情绪激动时诱发，时有心慌，无头痛，无恶心呕吐，无饮水呛咳，无视物模糊，无耳鸣，纳眠可，二便调。舌淡红，苔白腻，脉弦细。

中医诊断：眩晕（痰蒙清窍，清阳不升证）。

治法：益气健脾，祛湿化痰。

处方：自拟泽泻汤加减。

泽泻12g，麸炒白术12g，清半夏9g，天麻12g，红参12g，黄芪40g，陈皮12g，茯苓5g，干姜5g，炒麦芽10g，炙甘草6g。7剂，水煎服，口1剂。

二诊：患者头晕症状明显减轻，发作次数减少，上方加大黄芪用量至60g。7剂，水煎服，每日1剂，早晚温服。

三诊：患者病情明显改善，头晕偶有发作，持续一分钟左右缓解。上方将红参改为8g。

四诊：近一段时间患者未再发作头晕，为巩固疗效，嘱再服上方一周。

按语：本案患者因劳累、情志不舒出现眩晕，余无明显不适，服用上方中药1月余，眩晕症状消失痊愈。徐老认为，眩晕的病因多为饮食、情志、年老体虚所致，导致脾胃虚弱。脾主运化饮食，水谷津液；脾胃为气血生化之源，后天之本；脾位于中焦，为全身气机升降、水液代谢的枢纽；头为诸阳之会，五脏六腑精气上升至诸阳之会，依赖脾气的升清特性，故治疗眩晕多从脾胃着手。若脾胃虚弱，不能将饮食水液转输为水谷精微，气血亏虚，脾气不能将水谷精微上升至清窍，清窍失于水谷精微的濡养，脑为髓海，"髓海不足，则脑转耳鸣，胫酸眩冒"或者脾运化水湿不利，湿邪为患，助湿生痰，而湿邪又困脾，导致脾气更加虚弱，形成一个恶性循环，痰湿更盛。"饮食入胃，阳气上升，津液与气入于心，贯于肺，充实皮毛，散于百脉"，故饮食入胃后，关键在于脾胃阳气的温化上升作用，水湿才能正常代谢而不致湿邪为患。痰湿中阻，引动肝风，风痰上扰清窍，故发为眩晕。以健脾益气、祛湿化痰为治则，所谓气能行津，通过健脾益气推动津液运行，防止水湿潴留，进而阻止聚湿生痰发生眩晕。

本案处方由李东垣的半夏白术天麻汤化裁而来，其云"眼黑头旋，恶心烦闷，气短促上喘，无力以言，心神颠倒，目不敢开，如在风云中"。此方标本兼顾，本为脾虚，表为痰湿。方中半夏燥湿化痰止眩，降逆止呕，还可治足太阴头痛；天麻治眼黑头眩，风虚内作之眩，共为君药。泽泻渗利水湿，可使清气上升而除头目诸疾；白术除湿，补中益气，标本兼顾。泽泻、白术为治疗痰浊中阻而致眩晕的药对，两者出自《金匮要略》中的泽泻汤。茯苓健脾祛湿，《用药心法》言"茯苓，淡能利窍，甘以助阳，除湿之圣药也"；黄芪、红参健脾益气，《本草汇言》言红参"风虚眼黑，旋晕卒倒者，皆可用也"；炒麦芽和胃安中，荡胃中滞气，消导痰湿，使清气升而眩晕止；陈皮味苦、辛，性温，行气；干姜助阳化气，推动津液运行；炙甘草调和诸药。全方通过健脾益气治疗本虚，祛湿化痰治疗标实，诸药相合，取得佳效。

案例 2

韩某，男，62 岁。2021 年 8 月 1 日初诊。

患者 10 年前无明显诱因出现头晕，恶心呕吐，呈发作性，每年发作 5～6 次，近 1 年发作频繁，每月发作 1 次，现为求中西医结合系统诊治，来我院就诊。

现症见患者发作性头晕，伴视物旋转，恶心呕吐，呕吐物为胃内容物，双耳听力减退，无偏侧肢体活动不灵及感觉障碍，无心慌胸闷，纳少，眠可，二便调。舌淡红，苔薄白，脉弱。

西医诊断：梅尼埃病。

中医诊断：眩晕（痰湿蒙窍证）。

治法：补气健脾，化痰祛湿。

处方：李氏半夏白术天麻汤加减。

清半夏 12g，白术 12g，天麻 12g，人参 12g，炙黄芪 60g，陈皮 12g，干姜 5g，茯苓 30g，泽泻 12g，炒麦芽 10g，川芎 20g，山茱萸 30g，葛根 20g。7 剂，每日 1 剂，水煎，分 2 次服。

二诊：患者服药后头晕发作 1 次，程度较前减轻，纳眠可，二便调。舌淡红，苔薄白，脉弱。原方将黄芪改为 90g，20 剂，每日 1 剂，水煎服。

三诊：患者服药有效，头晕未再发作，纳眠可，二便调。舌淡红，苔薄白，脉弦。予上方 7 剂，每日 1 剂，水煎服。

按语：梅尼埃病属中医"眩晕"范畴，眩晕病位在脑，病变与肝、脾、肾三脏密切相关，病机以内伤为主。梅尼埃病之眩晕以风、痰、虚最为常见。脾湿生痰，湿痰壅遏，引动肝风，风痰上扰清窍，故见眩晕；痰湿阻滞，脾失健运，故纳少；中焦升降失调，故恶心呕吐。本案证属痰湿蒙窍，患者平素忧思劳倦，过食肥甘，致脾胃受损，痰饮内生，聚而上犯，蒙蔽清窍，清阳不升，发为眩晕。脾胃运化失常，清气不升，胃气失降，不能受盛腐熟水谷，故见恶心呕吐，饮食减少。方中半夏辛温而燥，燥湿化痰，降逆止呕；天麻甘平而润，入肝经，善于平肝息风而止眩晕。二者配伍，长于化痰息风，共为君药。白术健脾燥湿；茯苓、泽泻健脾渗湿，以治生痰之本，与半夏、天麻配伍，加强化痰息风之效，共为臣药。陈皮理气化痰，使气顺痰消，为佐药。另加人参、黄芪、葛根以补气健脾，升举阳气；干姜、麦芽以温脾助运；川芎活血祛风；山茱萸补益肝肾，收敛固涩；甘草调药和中。诸药合用，共奏化痰息风、健脾祛湿之效。二诊时，患者头晕较前减轻，纳少较前改善，脉仍弱。改黄芪为90g，以增加补气健脾、升举阳气之功。三诊时，患者头晕未再发作，服药疗效显著，原方继服。

　　纵观本案，患者病程较久，以痰湿蒙窍为病机，徐老在补气健脾、化痰祛湿的同时，重在健脾，以黄芪药量最大。体现了徐老在治疗"痰湿蒙窍"型眩晕时，以健脾益气为主，以祛湿化痰为辅，标本兼顾，重视脾胃，固护后天的思想特点。

第三节　头　痛

　　头痛，是以自觉头部疼痛为特征的一种病证。随着现代社会人们生活节奏的加快、工作压力的增大，头痛的患病率日益增加，成为最常见的神经内科疾病之一。中医对头痛病的认识已有两千多年的历史，追溯到殷商甲骨文中就有"疾首"的记载。有关于头痛的理论形成于秦汉时期，充实于宋元时期，发展于明清时期。历经各朝代各位医家百花齐放、百家争鸣的实践与理论沿革，逐渐形成了关于头痛的理、法、方、药较为完备的证治理论体系。

一、历史沿革

先秦至两汉时期是头痛理论的雏形期。"头痛"病命名首见于《阴阳十一脉灸经》，其论述了头痛发病与足三阳经有关，为六经辨证体系和头痛的经络辨治体系的发展奠定了基础。《黄帝内经》时期，医家认为外感邪气是导致头痛发病的主要原因，"首风之状，头面多汗恶风，当先风一日则病甚，头痛不可以出内"。《素问·风论》中根据病因的不同，将头痛称为"首风""脑风""厥逆"等，"风者善行而数变……风气循风府而上，则为脑风……新沐中风，则为首风"。《素问·厥病》曰："真头痛，头痛甚，脑尽痛，手足寒至节。"根据疼痛部位的不同，将其命名为"头项痛""头背痛""头目痛""脑痛"等。

魏晋至隋唐时期是头痛病证理论的发展期，对于头痛的病因认识更为清晰。《肘后备急方》将头痛的病因分为外邪侵袭、痰厥气逆、毒邪中人、饮酒大醉四种。《备急千金要方》提出分剂型论治伤寒头痛，头痛轻症者，使用膏剂治疗；头痛伴发热者，使用散剂治疗；头痛重症者，使用汤剂治疗。巢元方在《诸病源候论》中首次提出"头风"的病名。唐代王焘在《外台秘要》中把"头痛"作为单独病名，并详列治疗方药。

宋金元时期是头痛辨证、分型、治疗形成发展的重要阶段。宋代陈无择首创头痛病因分类的"三因学说"，其将头痛病因分为外因、内因、不内外因三种，并从五运、六气角度遣方用药。李东垣指出内伤头痛治疗上以脾胃为中心。张从正提出以汗、吐、下三法治疗头痛，攻补兼施。《丹溪心法》中记载"头痛多主于痰"，朱丹溪在前人辨证分型的基础上完善了痰厥头痛、气滞头痛等。

明清时期头痛的辨证理论较为成熟，在继承前人经验的基础上各家也有所发挥。《景岳全书》曰："凡诊头痛者，当先审久暂，次辨表里。盖暂痛者，必因邪气；久病者，必兼元气。"张景岳认为头痛应辨别急缓表里，急性头痛主要由外邪侵袭引起，慢性头痛多因元气亏虚。王肯堂在《证治准绳》中将头痛与头风两者按病程长短进行了区分，指出该病常表现为病程缠绵，且极易复发。清代沈金鳌在《杂病源流犀烛》中言"头风之症，素有痰饮，或栉沐取凉，或久卧当风，以致贼风入脑入项"，清代林珮琴在《类证治裁》中言"风邪上干，新感为头痛，深久则为头风"。这种头痛的分类和命名方法较接近于现代临床。王清任认为瘀血在各类杂病的发病机制中占据重要作用，并创血府逐瘀汤、通窍活血汤等活血类方剂治疗瘀血阻络型头痛。

二、病因病机

（一）病因

头痛的病因包括外感和内伤两部分，外感多由感受六淫邪气侵袭；内伤多与情志不遂、饮食劳倦、体虚久病、禀赋不足有关。

1. 外感六淫

起居不慎，外感风、寒、湿、热、火等淫邪，侵犯于头，阻遏清阳，头部气血运行不畅则可发为头痛。六淫中以风邪为主要病因，多夹杂寒、湿、热而发病。

2. 内伤七情

情志不遂，气血运行失常，肝气失于条达，肝阳上亢，上扰清窍；或肝火郁久，耗伤阴液，肝阴亏虚，精血不能上荣，均可引发头痛。七情中以怒为主要病因。

3. 先天不足或房事不节

肾为先天之本，肾主骨生髓，髓上通于脑，脑髓有赖于肾精的不断化生。先天禀赋不足或房劳过度，使肾精亏损，脑髓空虚，则发为头痛。

4. 后天不固及饮食劳倦

脾胃为后天之本，气血生化之源。饮食劳倦，损伤脾胃，脾失健运，痰湿内生，阻遏清阳，上蒙清窍，亦可发为头痛。

5. 头部外伤

跌仆闪挫，头部外伤，气滞血瘀，瘀血阻于脑络，发为头痛。

（二）病机

1. 从六经论治头痛

张仲景在《伤寒论》中开创了六经辨治头痛的先河，其将头痛分为太阳经头痛、阳明经头痛、少阳经头痛、太阴经头痛、少阴经头痛和厥阴经头痛。太阳经为一身之藩篱，头部感受外邪则经脉不利，故"太阳之为病，脉浮，头项强痛而恶寒"。若伤寒不解，入里化热，则"阳明病……手足厥者，必苦头痛""伤寒，脉弦细，头痛发热者，属少阳"。张仲景根据六经传变规律，首创六经辨证头痛的理法方药，为后世医家治疗头痛起到了重要的指导作用。

李东垣在《东垣试效方》中在张仲景三阳头痛和厥阴头痛的基础上拓展了太阴头痛和少阴头痛，其云"太阴头痛，必有痰，体重，或腹痛，或痰癖，其脉沉缓……少阴经头痛，三阴、三阳经不流行，而足寒气逆，为寒厥，其脉沉细"。李东垣认为"痰"和"气逆"导致了太阴头痛和少阴头痛。脾主运化，当脾失运化，痰湿困阻，清阳不升时，即发为太阴头痛。其丰富和完善了六经辨证头痛的理论体系。

2. 从外感内伤论治头痛

外感邪气引发头痛的论述，最早可追溯至《黄帝内经》时期，"首风之状，头面多汗恶风，当先风一日则病甚，头痛不可以出内""湿淫所胜……病冲头痛""火淫所胜……民病头痛，发热恶寒而疟"。外感风、寒、湿、火等邪气，上扰清窍，壅滞经络，脉络气血循行不畅，不通则痛，故发为头痛。"高颠之上，唯风可到"，外感头痛以风邪为主，风邪夹寒，凝滞血脉，脉道不通，可致头痛；风邪夹热，火热炎上，上扰清窍，而发头痛；风邪夹湿，湿阻阳气，清阳不升，蒙蔽清窍，可致头痛。外感头痛表证、实证居多，一般病程较短，预后较好。

脑为髓海，有赖于肝肾精血及脾胃运化精微物质的充养，故内伤头痛多与肝、脾、肾三脏功能失调有关。肝气郁结，肝失疏泄，阳亢化火，火扰清窍，抑或耗灼津液，精血亏虚，不能上荣清窍，不荣则痛，故出现头痛；脾虚运化失职，气血津液亏虚，清阳不升，抑或脾失健运，痰浊内生，阻遏气机，浊阴不降，可致头痛；肾精亏虚，无以生髓，髓海空虚，发为头痛。头痛日久，五脏功能受损，气血循行失常，可产生痰浊、瘀血、痰饮等各种病理产物，各病理产物之间相互影响、相互转化，使病程较长，病性较复杂，预后较差。

3. 从风火论治头痛

徐老在总结历代医家论治头痛理论的基础上，集众家之所长，结合多年临床实践经验，创立了辨治头痛新思路，提出从"风火"论治头痛。《素问·太阴阳明论》曰"伤于风者，上先受之"，《东垣试效方》曰"高巅之上，惟风可到"。头部为诸阳之会，手足三阳经皆上循头面，风为阳邪，易袭阳位，且"风者，百病之长也"，风邪为六淫病邪的主要致病因素，寒、湿、热多依附于风，因此头痛的发病与风邪密切相关。《素问·风论》记载"首风之状，头面多汗恶风，当先风一日则病甚，头痛不可以出内，至其风日则病少愈"，说明外在风邪侵袭是导致头痛的病因。头为人体之颠，诸阳之汇，故各类头痛与风有关，且偏头痛有部位不定、发病迅速、无规律特性与风邪善行数变的习性相一致。风有外风、内风，两者常相互为患，互为因果，外风可引动内风，内风患者又常因外感导致偏头痛发作或加重，治疗时应善用风药以祛除外风、平息内风。

诸逆冲上，皆属于火，火性炎上，易袭阳位，耗气伤阴，清窍失养，易致头痛、面红目赤、头面部疮痛等病证。头痛之火多为肝气郁结而化火，风火相兼循经上扰清窍，风火相扇，引起头痛；抑或风火均属阳邪，上扰清窍，清阳不升，抑或灼伤津液，阴液亏虚，清窍失于濡养，发为头痛。朱丹溪在《丹溪心法》中认为"头痛多主于痰，痛甚者火多。有可吐者，可下者"。叶天士认为"头为诸阳之会，与厥阴肝脉会于颠，诸阴寒邪不能上逆，为阳气窒塞，浊邪得以上据，厥阴风火乃能逆上作痛"。《医学心悟》认为，剧烈偏头痛暴作多是因为肝经火邪随风上扰而致。

综上所述，徐老从风火论治头痛，他认为头痛以实证为主，病位在头，与肝关系密切。肝失疏泄，郁而化火，风火相扇，阳亢于上是其主要病机。

三、中医诊断

1. 以头部疼痛为主要临床表现。

2. 头痛部位可发生在前额、两颞、颠顶、枕项或全头部，疼痛性质可为跳痛、刺痛、胀痛、灼痛等，头痛发作形式可为突然发作，或缓慢起病，或反复发作，时痛时止。

3. 外感头痛者多有起居不慎、感受外邪的病史，内伤头痛者多有饮食、劳倦、病后体虚等病史。

四、中医治疗

（一）治疗原则

1. 分经论治头痛

太阳经头痛病位在表，多伴随发热、恶寒等表证，治以解表散寒、舒经止痛；阳明经头痛可由太阳经邪气入里化热或邪气直中阳明而发，多伴随高热，临证中以实证居多，治以清透热邪、通络止痛；少阳经头痛病位在半表半里，外感、内伤均可发病，多伴随口苦、往来寒热等症状，治以和解少阳、缓急止痛；厥阴经头痛病位在里，以寒证居多，多伴随畏寒肢冷、下痢等症，治以温中补虚、散寒止痛；少阴经头痛以寒证为主，治以散寒降逆、和络止痛；太阴经头痛多从脾论治，治疗当以健脾祛湿、温中止痛为法。

张仲景的六经理论为药物归经的形成以及在临床实践的应用奠定了基础，张元素最早提出"引经报使"理论，朱丹溪则在该理论的基础上，明确提出了六经头痛的引经药。目前较为常用的引经药有：羌活、蔓荆子、川芎治疗太阳经头痛；葛根、白芷、知母治疗阳明经头痛；柴胡、黄芩、川芎治疗少阳经头痛；吴茱萸、藁本治疗厥阴经头痛；细辛治疗少阴经头痛；苍术治疗太阴经头痛。

2. 从外感内伤论治头痛

"风邪为百病之长"，外感头痛中凡寒、湿、燥、热诸邪常依附于风邪而致病，《临证指南医案》云："六气之中，惟风能全兼五气，如兼寒则曰风寒，兼暑则曰暑风，兼湿曰风湿，兼燥曰风燥，兼火曰风火。"故治疗外感头痛以祛风通络止痛为要，兼以散寒、利湿、滋阴、清热等法。张子和认为邪气是头痛的致病因素，"伤寒、温疫、时气、冒风、中暑，俱四时不正之气也，人若初感之，皆头痛"，治疗上强调攻邪为要，擅长"汗、吐、下三法，先论攻其邪"。

内伤头痛多责之于肝、脾、肾三脏功能失调，产生气滞、瘀血、痰浊等各种病理产物，上蒙清窍，发为头痛，分虚实两大类，但临证中以实证居多。李东垣在《黄帝内经》"劳者温之""损者温之"的理论基础上，提出"温能除大热，大忌苦寒之药损其脾胃"，主张以补益脾胃、升举阳气为大法，选用补中益气汤，并在此方基础上加减药物。如《脾胃论》云："头痛，加蔓荆子二分或三分。如痛甚者，加川芎二分。如顶痛脑痛，加藁本三分或五分。如苦痛者，加细辛二分，华阴者。诸头痛者，并用此四味足矣。"朱丹溪认为"头痛多主于痰，痛甚者火多"，故治疗头痛多用滋阴降火、理气化痰之药。

3. 从风火论治头痛

（1）常用方药

徐老认为，头痛属实证者居多，临证自拟"镇痛汤"加减，治疗风火上扰、肝阳上亢型头痛，具体组方如下：石决明、炒蒺藜、龙胆草、炒栀子、菊花、薄荷、当归、川芎、防风、细辛、白芷、炙甘草。

方中石决明、炒蒺藜共为君药，石决明味咸，性寒，归肝经，功善平肝清热，《医学衷中参西录》言："石决明味微咸，性微凉，为凉肝、镇肝之要药……为其能凉肝，兼能镇肝，故善治脑中充血作疼、作眩晕，因此证多系肝气、肝火夹血上冲也。"刺蒺藜，味辛、苦，性微温，归肺经，善平肝疏肝，祛风明目。两药配伍，一寒一热，平肝清火之力强。龙胆草味苦，性寒，归肝、胆经，《本草正》曰："龙胆草，乃足厥阴、少阳之正药，大能泻火，但引以佐使，则诸火皆治。"炒栀子味苦，性寒，"泻三焦火，清胃脘血，治热厥心痛，解热郁，行结气"。龙胆草与炒栀子共为臣药，助君药行清火泄热之效。菊花味甘、苦，性微寒，入肺、肝经，疏风清热，平肝明目。薄荷味辛，性凉，入肺、肝经，《本草纲目》言："薄荷……辛能发散，凉能清利，专于清风散热，故头痛头风眼目咽喉口齿诸病……为要药。"菊花与薄荷配合，轻清发泄，善上行，清头目之风。当归味甘、辛，性温，功善活血止痛。川芎味辛，性温，乃血中气药，性善疏通，上行头目，活血行气，祛风止痛，朱丹溪认为"头痛须用川芎"。治疗头痛常配伍白芷，《本草求真》指出白芷"气温力厚，通窍行表，为足阳明胃经祛风散湿主药，故能治阳明一切头面诸疾"，《本草纲目》云白芷"色白味辛，行手阳明庚金；性温气厚，行足阳明戊土；芳香上达，入手太阴肺经"。细辛，辛味浓烈，性善走窜，主头痛，《本草衍义》云细辛"治头面风痛，不可缺此"。防风味辛、甘，性微温，主头风，头眩痛，能够引药直达病所。在泻火药物基础上配伍当归、川芎、细辛等温性药物，使方剂不至于太过寒凉。诸药合用，共奏平肝疏风、泄热止痛之效，临床疗效显著。

（2）药物分析

石决明：味咸，性寒，归肝经。质重以平肝阳，咸寒以清肝热，《本草求原》中记载石决明具有"滋肾"的作用，用于肾阴素亏、水不涵木所致的肝阳亢盛，较其他平肝药治疗风阳上扰、头痛眩晕效果更佳。盛英坤等通过动物实验研究发现，石决明可以调节大鼠血浆中与降压相关的物质水平，舒张血管，平肝潜阳作用显著。

炒蒺藜：味辛、苦，性温。苦能泻火，辛味发散。主要用于头胸胀痛、眩晕、目赤、翳障风疹等。其主要成分是皂苷类，现代药理研究显示，蒺藜具有保护心肌、抗凝抗血栓、抗动脉硬化、调节血脂、降低血压血糖和脑保护等药理作用。

龙胆：味苦，性寒，归肝、胆经。擅长清肝胆湿热、泻肝胆火。现代药理研究表明，龙胆具有抗炎镇痛的药理作用。

栀子：味苦，性寒，可泻火清热除烦，凉血解毒。具有抗炎、免疫调节、抗血管新生和抗氧化的现代药理作用。其中栀子苷能够抑制细胞炎症反应，减少炎症因子释放。

川芎：味辛可行气活血，性温可祛风止痛。现代药理研究表明，川芎的主要化学成分是生物碱类、内酯类等，主要药理作用包括镇痛、抗肿瘤、抗炎、抗氧化、细胞保护、抗凝血等。川芎乙酸乙酯是抗偏头痛作用的主要有效成分，川芎素可调节 γ-氨基丁酸（GABA）通路蛋白表达，起到良好的镇痛作用。

细辛：辛可解表，温而散寒，祛风止痛，用于治疗风寒风湿等多种痹痛。现代药理研究表明，细辛总提物包括华细辛甲醇提取物、北细辛挥发油，其可以部分阻止缓激肽和组胺受体，起到镇痛消炎作用。

当归：味甘，可温补，补血养血，辛能发散，活血止痛，性温。当归挥发油的主要成分苯酞类化合物中，含量最高的藁本内酯具有抗肿瘤、抗氧化、抑制血管生成、消炎解痛等多种药理作用。

白芷：味辛，性温。《本草纲目》记载本药是治疗阳明头痛、眉棱骨痛的要药。其主要成分白芷总香豆素和挥发油组合物可以降低血中降钙素基因相关肽、一氧化氮等血管活性物质水平，减轻神经源性炎症，从而降低血管和神经的损伤，改善功能，对治疗偏头痛有一定效果。

（二）用药特点

1. 疏风清火，通络止痛

徐老继承传统，守正创新，结合多年临证经验，从风火论治头痛，自拟"镇痛汤"治疗头痛，临床疗效显著。临证中头痛患者以青、中年患者居多，常合并情绪急躁、焦虑失眠等症状。肝气郁结，肝风内动，上扰清窍，郁结日久，郁而化火，耗伤阴液，肝阴不足，阳气亢盛于上，发为头痛。治当疏风清火，通络止痛。《本草备要》曰："凡头痛多用风药者，以巅顶之上，唯风药可到也。"故在疏风清火基础上重用羌活、防风、白芷等风药祛风止痛。

2. 久痛入络，重在活血

头痛多反复发作，迁延难愈，病程可长达数十年，叶天士云"其初在经在气，其久入络入血""久恙必入络"，故在通络止痛的基础上加用当归、川芎等活血之品。川芎乃血中气药，行血中之气，祛血中之风，善于祛风活血而止头痛，为"诸经头痛之要药"。左爱华等研究发现洋川芎内酯Ⅰ和洋川芎内酯A能透过血脑屏障进入大鼠脑组织，这可能是川芎挥发油治疗头痛的有效成分。疼痛日久，耗伤气血，气血不能上荣于脑，清窍失于濡养，头痛绵绵，日久不愈。失笑散出自《太平惠民和剂局方》，蒲黄味甘，性平，行血消瘀；五灵脂味苦、咸、甘，性温，入肝经血分，通利血脉，散瘀止痛。二药合用，药简力专，共奏祛瘀止痛、推陈出新之效。失笑散起初多用于痛经等妇科疾病，徐老巧用活血药物治疗头痛，使瘀去新生，血脉通畅，气血循行流畅，是谓"通则不痛"，临床疗效显著。

3.移花接木，四妙为妙

徐老在临证中发现有部分头痛患者表现为颞部搏动性疼痛，呈持续性疼痛且逐渐加剧，病程较长。徐老在镇痛汤基础上加用四妙勇安汤治疗此类型头痛。四妙勇安汤一方出自《验方新编》，原主治"脱骨疽"，具有清热解毒、利筋骨除痹的功效。徐老认为其既可以减轻下肢血管炎症、渗出，也可减轻头部血管的炎症反应，从而达到镇痛的作用。脱疽与头痛两病虽病位不同，但在病因病机上存在相同点，徐老老方新用也是对中医"异病同治"观念的临床实践。现代药理学研究发现，四妙勇安汤具有抗炎、保护血管内皮细胞、抗凝、抑制血栓形成以及抗氧化应激反应等作用。现代医家多用于血栓性静脉炎、痛风性关节炎等下肢血管、关节疾患。方中金银花疏散风热、清热解毒；玄参清热凉血；当归行气活血止痛。两方合用，能够扶正祛邪，标本兼治，是为妙用。

临证具体运用时，应视风、火、痰、瘀之孰轻孰重，遣方用药。根据病情的轻重缓急，急则治其标，缓则治其本，灵活施治，或疏风，或清火，或化痰，或化瘀为主，中病即止，以复其本。

五、医案举隅

案例 1

张某，女，42 岁。2018 年 10 月 18 日因"发作性头痛 10 余年，加重 1 周"为主诉就诊。

患者 10 余年前每因劳累、生气后出现头痛，表现为两侧太阳穴及前额部胀痛，每月发作 4～5 次，疼痛明显，影响日常生活及工作。患者自述每次发作服用"去痛片"缓解，近 1 周症状较前加重，为口服中药治疗，前来我院就诊。既往高血压病史 1 年余，服用硝苯地平缓释片治疗。现症见两侧太阳穴及前额部胀痛，呈持续性，遇强光及噪声时头痛加重，情绪急躁易怒，时有心烦，口干口苦，纳可，眠差，二便调。舌质红，苔黄厚，脉弦紧。

西医诊断：①偏头痛；②高血压。

中医诊断：头痛（肝阳上亢证）。

治法：平肝潜阳，通络止痛。

处方：镇痛汤加减。

石决明 12g，炒蒺藜 12g，龙胆草 9g，炒栀子 12g，当归 12g，川芎 12g，蒲黄 12g，五灵脂 12g，羌活 12g，防风 12g，细辛 3g，白芷 15g，羚羊角粉 3g（冲服），炙甘草 6g。7 剂，水煎服，每日 1 剂，温服。嘱其忌生冷辛辣，避免劳累。

二诊：患者诉头痛程度较前减轻，平素工作压力大，情绪易急躁，夜间入睡困难，每晚服用阿普唑仑。舌质红，苔薄黄，脉弦紧。予上方加龙骨、牡蛎各 30g，炒白芍 15g，合欢皮 15g，夜交藤 15g。7 剂，水煎服，每日 1 剂。

三诊：患者几近痊愈，大便溏稀，舌质淡红，苔薄黄，脉弦。上方将炒栀子改为 6g，龙骨、牡蛎改为 15g，去防风、羚羊角粉。嘱患者服药注意避开经期，嘱阿普唑仑逐渐减量。

服上方 21 剂后，患者头痛明显改善，入睡困难、情绪急躁较前缓解。2 个月后随访，患者已停用止痛药物及镇静类药物。

按语：本案患者头痛易由生气、劳累诱发，平素情绪急躁，肝主疏泄功能失司，肝气郁结，肝郁日久化火，肝气乘脾，脾失健运，水液运化失常，湿热内生，水液停聚成痰，气机不通，血运不畅，瘀血内生，痰瘀阻络，不通则痛。方中石决明平肝潜阳，炒蒺藜清热祛风，共为君药。龙胆草清泻肝胆火，炒栀子泻火除烦，共为臣药。当归、川芎活血行气。患者头痛病史10余年，久病入络，治当活血通络，失笑散中蒲黄、五灵脂活血祛瘀，散结止痛。细辛辛散温通，芳香透达，善于祛风通窍止痛，白芷祛风止痛，共为佐药。炙甘草为使药，调和诸药。诸药相和，共奏平肝潜阳、通络止痛之效。二诊时患者脉象弦紧，平素肝失疏泄，肝气郁结，久而化火，故在原方基础上加用龙骨、牡蛎平肝潜阳，龙骨既能入气海稳固元气，又能入肝经防元气疏泄。合欢皮、夜交藤为解郁宁心安神之常用药对，配伍使用可增强疗效发挥协同作用。三诊时患者头痛症状明显缓解，但出现便溏症状，故调整方剂中寒凉药物剂量，顾护脾胃，寒温平调。整方寒温并用，行气与行血并举，息风清火，平肝潜阳，清窍自安，头痛得以痊愈。若患者阳亢化火，灼伤津液，口渴、小便短赤症状明显，可加用玄参、麦冬、淡竹叶等养阴利窍之品；若热扰心神，出现失眠烦躁者，可加用炒酸枣仁、磁石等安神镇静之品。

案例2

田某，女，82岁。2021年11月26日因右侧面部疼痛反复发作10余年，加重5天就诊。

患者既往有三叉神经痛病史10余年，5天前再次发作，右侧面部疼痛剧烈，伴左上肢疼痛麻木，现为求中西医结合系统诊治，来我院就诊。现症见右侧面部剧烈疼痛，呈放电样，纳眠可，二便调。舌质红，苔薄白，脉弦。

西医诊断：三叉神经痛。

中医诊断：头痛（风火上扰证）。

治法：疏风清热，通络止痛。

处方：镇痛汤加减。

石决明 30g，炒蒺藜 12g，炒栀子 12g，龙胆草 12g，当归 12g，川芎 15g，羌活 12g，防风 12g，细辛 8g，白芷 12g，菊花 12g，薄荷 12g，金银花 30g，玄参 15g，生甘草 6g。7 剂，每日 1 剂，水煎，分 2 次服。

二诊：患者服药后，头痛好转，纳眠可，二便调，舌质淡红，苔薄白。原方 7 剂，水煎服，每日 1 剂。

三个月后随访，患者诸症好转，未再复发。

按语：三叉神经痛在中医学中并无明确病名，若以疼痛为主要表现来说，当属痹证；按疼痛部位来分，本病发生于"头角"，亦可归属于"头痛"；根据本病时发时止，具备"风邪"善行而数变的特点，本病又可以"头风痛"论治。总的来说，病因多以风邪为主，兼有血瘀。外感风寒、风热、体内阴虚阳亢、肝胃郁热、痰火内扰、阳明热盛等均可导致该病的发生。病位在脑，常涉及肝、脾、肾诸脏，一般分为外感、内伤两类。此案患者虽高龄，但痛势剧烈，呈放电样疼痛，当属实证，辨证为外感疼痛。风寒湿邪侵犯头面肌表，壅遏阳气，闭塞腠理，阻滞经络，故疼痛不适。治以发散风寒湿邪为主，方中羌活、防风祛风湿，解表寒；细辛、白芷、川芎祛风寒，宣痹痛，其中细辛善治少阴经头痛，白芷善解阳明经头痛，川芎善治少阳经、厥阴经头痛；当归可助川芎活血养血；菊花、薄荷、金银花疏表，清热解毒；石决明、炒蒺藜、炒栀子、龙胆草、玄参清泄里热，又防辛温燥烈之品伤津；甘草调和诸药。

纵观本案，患者高龄，虽病程已10余年，但痛势剧烈，呈放电样疼痛，当属实证，证属风火上扰，治则为疏风清热、通络止痛。徐老处方配伍特点为升散药与清热药相结合，正如《顾松园医镜》所云："以升散诸药而臣以寒凉，则升者不峻；以寒凉之药而君以升散，则寒者不滞。"既能统治风寒湿邪，又能兼顾协调表里。

第四节　失　眠

失眠，中医学又称之为不寐。"眠"在《说文解字》中解释为："眠，翕目也。"失眠，就是无法闭目入睡。《中医内科学》将不寐定义为："以经常不能获得正常睡眠为特征的一类病证，主要表现为睡眠时间、深度的不足。轻者入睡困难，或寐而不酣，时寐时醒，或醒后不能再寐，重则彻夜不寐。"常影响人们的正常工作、生活、学习和健康。西医失眠通常指患者对睡眠时间和（或）质量不满足并影响白天社会功能的一种主观体验。失眠可分为"入睡性失眠""睡眠维持性失眠"和"早醒性失眠"，实际上一般失眠患者，常为混合性失眠，往往同时存在上述二至三种表现。

一、历史沿革

　　早在先秦两汉时期，中医学即对不寐病证有了较为深刻的认识。不寐在《黄帝内经》中又被称为"不得卧""不得眠""目不瞑"。关于不寐的病因病机，《黄帝内经》以昼夜阴阳节律为出发点，以营卫运行为理论基础，确立了营卫阴阳为主要理论的睡眠学说。《灵枢·口问》云："阳气尽，阴气盛，则目瞑；阴气尽而阳气盛，则寤矣。"《灵枢·邪客》云："今厥气客于五脏六腑，则卫气独卫其外，行于阳不得入于阴，行于阳则阳气盛，阳气盛则阳跷满，不得入于阴，阴虚故目不瞑。"《灵枢·大惑论》云："卫气不得入于阴，常留于阳，留于阳则阳气满，阳气满则阳跷盛，不得入于阴则阴气虚，故目不瞑矣。"提出了不寐的病因为卫气行于阳，不得入阴，这一理论，是中医学关于不寐证最早的认识，它被后世医家作为不寐病发生的总病机。再如《素问·逆调论》云："阳明者胃脉也，胃者六腑之海，其气亦下行，阳明逆不得从其道，故不得卧也。《下经》曰：胃不和则卧不安。"表明脾胃不和，痰湿、食滞等邪气内扰可致不寐。《难经·四十六难》云："老人卧而不寐，少壮寐而不寤者，何也？然，经言少壮者，血气盛，肌肉滑，气道通，荣卫之行不失于常，故昼日精，夜不寤也。老人血气衰，肌肉不滑，荣卫之道涩，故昼日不能精，夜不得寐也。故知老人不得寐也。"进一步提出了年龄因素可影响营卫运行，进而引起不寐。

　　汉唐时期，东汉张仲景在《伤寒论》中提到少阴病不寐，"少阴病，得之二三日以上，心中烦，不得卧"，少阴热化，心火亢盛，热邪扰心可致不寐。《金匮要略·水气病脉证并治》云："心水者，其身重而少气，不得卧，烦而躁，其人阴肿。"《金匮要略·痰饮咳嗽病脉证并治》云："支饮亦喘而不能卧，加短气，其脉平也。"均提出阳虚饮邪偏盛，上扰心神所致不寐，均为邪实表现。而《金匮要略》中"虚劳虚烦不得眠"的酸枣仁汤，《伤寒论》中"脉浮而大，浮为气实，大为血虚……干烦而不眠"，又进一步提出不仅邪实可致不寐，气血阴阳亏虚亦可致不寐，尤其重视心神在不寐病证中的重要作用。

隋唐宋时期，巢元方进一步提出不寐的脏腑病机分别为心热和胆冷，《诸病源候论》云："冷热不调，饮食不节……故烦躁而不得安卧也。"火热温邪最易扰人心神，发为心烦不寐之证；大病久病后多虚，体质虚弱，体虚血少，无以濡养心神，神不守舍，发为不寐，如《诸病源候论》云"大病之后，脏腑尚虚，荣卫未和……故不得眠"。孙思邈在《备急千金要方》"心脏脉论"中曰："五脏者，魂魄之宅舍，精神之所依托也，魂魄飞扬者，其五脏空虚也。即邪神居之，神灵所使鬼而下之，脉短而微。其脏不足则魂魄不安。魂属于肝，魄属于肺。"可以看出，孙思邈以五脏藏神（心藏神、肝藏魂、肺藏魄、脾藏意、肾藏志）的生理功能为基础，认为脏虚邪居，魂魄不安，而发不寐。

金元时期，刘完素重视火热致病的广泛性，提出了"阳气怫郁"理论，如《素问玄机原病式》云："热甚于内，则神志躁动……不得眠也。"张从正重视情志致病因素，提出不眠与嗜卧皆由思气所致，认为思虑伤脾导致气血失调，以致卧而不得眠，如《儒门事亲》云："一富家妇人，伤思虑过甚，二年不寐。"李杲重视脾胃虚损可致气血亏虚，心神失养而不寐。朱震亨论火证，以滋阴降火为主要治疗方法，多从郁、火、痰的角度来治疗不寐证。

明清时期，医家综合发展了传统病因病机理论，将阳不入阴、脏腑气血、精神情志等融会贯通，全面发展了不寐证的病因病机学说。如明代张介宾在《景岳全书》中将失眠分为虚实两端："不寐证虽病有不一，然惟知邪正二字则尽之矣。盖寐本乎阴，神其主也，神安则寐，神不安则不寐。其所以不安者，一由邪气之扰，一由营气不足耳。有邪者多实证，无邪者多虚证。"《医宗必读》将失眠概括为"一曰气盛，一曰阴虚，一曰痰滞，一曰水停，一曰胃不和"五个方面。《张氏医通》提出痰涎不寐，"盖惊悸健忘失志心风不寐，皆是痰涎沃心，以致心气不足；若凉心太过，则心火愈微，痰涎愈盛，惟以理痰顺气为第一义，导痰汤加石菖蒲"。《医林改错》言血瘀不寐"夜睡梦多，是血瘀，此方一两付痊愈，外无良方"，"夜不能睡，用安神养血药治之不效者，此方若神"。

二、病因病机

（一）病因

不寐的病因主要为饮食不节、劳逸失调、情志失常、病后体虚、禀赋不足等引起脏腑机能紊乱，气血失和，阴阳失调，阳不入阴而发病。

1. 饮食不节

饮食过量，易导致宿食停滞，生湿生痰，滞久化热，胃气失和而不寐。《张氏医通》云："脉数滑有力不卧者，中有宿滞痰火，此为胃不和，则卧不安也。"《医学心悟》云："有胃不和卧不安者，胃中胀闷疼痛，此食积也，保和汤主之。"饥饿、饮茶、咖啡等，也会造成不寐。

2. 劳逸失调

劳倦过度则损伤脾胃，脾失健运，气血生化乏源，不能上奉于心，以致心神失养而不寐。思虑过度，亦可损伤心脾，心脾伤则营血虚少，血不养心则不寐。脾主肌肉，活动可促进脾胃健运，过逸少动可导致脾虚气弱，气血生化不足，心神失养而不寐。脾主运化，运化失常，则易产生痰浊，痰浊郁久化热，痰浊、痰热内扰心神，可致不寐。如《景岳全书》云："劳倦、思虑太过者，必致血液耗亡，神魂无主，所以不眠。"《医学心悟》云："有心血空虚卧不安者，皆由思虑太过，神不藏也，归脾汤主之。"可见，心脾亏虚，易致营血不足，心神失养而不寐，痰浊、痰热同样可影响心神而致不寐。

3. 情志失常

喜怒忧思悲恐惊等情志过极可导致脏腑功能失调而发生不寐。暴怒伤肝，肝气郁结，郁久化火，肝火扰动心神而发生不寐；肝气不畅，血行亦不畅，则易产生血瘀，瘀久化热，瘀血、瘀热可扰心不寐；任物者谓之心，心主精神意识思维，五志过极，所欲不遂，心神不安而不寐；暴受惊恐，导致心虚胆怯，神魂不安，亦不能寐，如《沈氏尊生书》云："心胆俱怯，触事易惊，梦多不详，虚烦不眠。"早在《黄帝内经》就提出了情志致病，以及情志安和对人体的重要作用，如《灵枢·本脏》云："志意者，所以御精神，收魂魄，适寒温，和喜怒者也……志意和则精神专直，魂魄不散，悔怒不起，五脏不受邪矣。"

4. 病后体虚，禀赋不足

久病易致阴阳亏虚，心血不足，心失所养，心神不安而不寐，正如《景岳全书》云："无邪而不寐者，必营气不足也。营主血，血虚则无以养心，心虚则神不守舍。"又云："真阴精血不足，阴阳不交，而神有不安其室耳。"素体阴虚，兼劳损过度，损耗肾阴，不能上奉于心，水火不济，心火独亢，心肾失交而致神志不宁。亦可因年迈体虚，阴阳亏虚而致不寐。

（二）病机

不寐病机总属阳盛阴衰，阴阳失交。一为阴虚不能纳阳，一为阳盛不能入于阴。病位主要在心，涉及肝、胆、脾、胃、肾，病性有虚有实，且虚多实少。心主神明，神安则寐，神不安则不寐；脾主运化，阴阳气血来源于水谷精微所化，脾胃健运，则生化有源，上奉于心，则心神得养而寐，脾胃运化正常，则水谷精微同样叮充肝、益肾，使肝体柔和，肾阴充沛；肝体柔和，疏泄有度，肝不郁滞而无火热痰瘀之邪，自无不寐；肾精充足，上奉于心，心肾相交，水火既济，则神志安宁。总不外虚实两端，实证多因肝郁化火，痰热、火热、瘀热扰心，痰浊、瘀血扰心，引起心神不安所致；虚证多由心脾两虚，阴虚火旺，心肾不交，心胆气虚，引起心神失宁所致。

徐老认为不寐证主要分三个学说，即阴阳学说、营卫学说及神主学说。

阴阳学说、营卫学说：夜主阴，主静，阴气者，静则神藏，躁则消亡；阳气者，精则养神，柔则养筋，阴平阳秘，精神乃治。寤寐的核心便是阴阳出入消长，阴阳升降，精神互济，昼精夜寐，核心在阳，阳能入阴，才能入寐，而其中闭藏的作用显得尤为重要。

神主学说：明代张景岳首先提出神主睡眠学说，心神若要安宁，必以阴血用事，少阴水火升降，决定睡眠卧寐。肾为一身阴阳之根本，心为五脏六腑之大主，二者共同维护人体阴阳平衡。肾水上交于心，滋养心阴，制约心阳，使心阳心火不亢，心神安宁；心火下交于肾，使肾水不寒。心交于肾，肾交于心，火中有水，水中有火，阳中有阴，阴中有阳，升降出入，无器不有，此为水火既济。如若心过热，肾过寒，心火亢盛，肾水不足，会出现精神失常，卧寐失常。而阴阳、水火升降根在中焦，健升脾气，和降胃气，可以交通心肾。因此若要水火既济，离不开心脾肾。卧寐异常，涉及心、肾，肾主闭藏，肾不闭藏，则卫气不能入于阴，心神不宁，神不守舍。寐属于夜，由肾主持，肾精肾气不足，则无法正常入寐，这也是很多老年人睡眠不佳的原因所在。

三、中医诊断

1. 轻者入寐困难或寐而易醒，醒后不寐，连续3周以上，重者彻夜难眠。

2. 常伴有头痛、头昏、健忘、神疲乏力、心神不宁、多梦等症。

3.本病常有饮食不节、情志失常、劳倦、思虑过度、病后、体虚等病史。

四、中医治疗

（一）治疗原则

治疗当补虚泻实，以调整脏腑阴阳为原则。实证泻其有余，如清肝泻火、清化痰热、理气化痰、活血化瘀、清热活血。虚证补其不足，如补气养血、健脾益肾、滋阴清热、镇惊定志、交通心肾、宁心安神。

补虚泻实，调整脏腑阴阳时应注意：①清肝泻火时，可辅以养阴柔肝，体现"体阴用阳"之意，肝火多产生气郁，疏肝解郁行气不可或缺。②清化痰热应配合理气滋阴，兼顾痰热背后的病机，痰热可兼顾气郁、阴伤。③瘀热不寐证多有热、瘀两种病理因素，同时兼顾阴伤、气郁，药物多选择有清热作用的活血药，兼顾行气、滋阴。④理气化痰时不忘健脾、温阳，脾主运化，脾健则痰湿消。"病痰饮者，当以温药和之"，痰为阴邪，赖阳以化。同样，气郁可生痰，治痰必先顺气。⑤补益脾胃。对于脾胃功能尚可，气血亏虚者，可气血双补；而对于脾胃本身运化能力严重不足者，则不可大剂养血，避免壅滞难化，虚不受补，必须少火生气，小量补气健脾，佐以少量醒脾运脾药，以防壅滞碍脾，如此方可脾胃健，而气血生，欲速则不达。⑥交通心肾时，要明确心肾阴阳，对症治之，则事半功倍。而肉桂不可大量，避免生火助热，扰乱心神。⑦对于长期顽固性不寐，临床多方治疗效果不佳，并伴有心烦、舌质暗、有瘀点者，古有"顽疾多瘀血"的观点，可从瘀论治，选用血府逐瘀汤。

综合来看，不寐在心，治疗不寐病证，多用安神之药，或养心安神，或重镇安神，或两者均用。

（二）用药特点

1. 阴虚肝郁证

不寐之阴虚肝郁证临床较为常见，肝体阴而用阳，肝阴亏虚，则肝气化生亦不足，肝气不足则动力减弱，易郁滞不畅而发生肝郁；肝为心之母，母亏则子亦不足，心阴不足，心神不宁，肝藏魂，郁滞则神魂不安而不寐；肝阴得补，肝气得疏，则气化如常，郁滞可通，神魂可安，故滋阴疏肝可安神。

安神 1 号方（酸枣仁、柏子仁、白芍、远志、茯神、五味子、柴胡、麦冬、何首乌、当归等）便是针对不寐之阴虚肝郁证而设。方中重用酸枣仁，不仅可补肝体，更可安神养心。酸枣仁、柏子仁、白芍、当归、何首乌、五味子滋补肝阴而有收敛之性。何首乌味苦、甘、涩，性微温，能养血养神，壮筋骨，强精髓，黑须发，不寒不燥，有地黄滋补肝肾之功，而无地黄滋腻之过，若要滋阴以助气化，故此选何首乌而非地黄。麦冬，清补之中亦可益气，气阴双补，阴足气充，则气动而郁开。柴胡、白芍、当归，补肝体，疏肝用，补气之中兼能行气开郁，使补而不滞。母病及子，肝病及心，茯神、远志可养心安神。安神 1 号方，用药精炼，凝聚了徐老治疗阴虚肝郁证的精髓，选药独特，效果显著。但阳虚易补，阴虚难疗，治疗不寐阴虚肝郁，需要守方，并持之以恒，方可显效。

2. 心脾两虚证

随着生活节奏的加快，人们饮食不规律，体力、脑力劳动增加，思虑过度，易致心脾损伤。脾在志为思，思虑过度则伤脾，所以任物者谓之心，心者，君主之官，神明出焉，精神、情志、思维等生命活动，主导在心，过度用心，必然损伤心神。《景岳全书》云："若劳倦伤心脾，中气不足，清阳不升，外感不解而寒热不寐者，补中益气汤。若思虑过度，心虚不寐而微兼烦热者，养心汤或酸枣仁汤。若思虑过度，耗心血，动心火，而烦热干渴不寐者，天王补心丹……凡人以劳倦思虑太过者，必致血液耗亡，神魂无主，所以不寐，即有微痰微火，皆不必顾，只宜培养气血，血气复则诸证自退。"心、脾在五行中为母子关系，火能生土，而土为万物之母，土同样可生火。心脾损伤，培土尤为重要，"谷入于胃，脉道乃行，水入于经，其血乃成"，脾胃健运，水谷精微源泉不绝，奉心化亦而为血，心血充足，心神得养，寐自安来。心脾两虚，同样需要心脾同治，健脾为主，养心为辅。健脾，可用人参、黄芪、白术、甘草、龙眼肉、莲子、刺五加等药物，健脾益气，促进水谷精微的化生。养心，可用酸枣仁、石菖蒲、茯神、远志、五味子、白芍等药物，其中白芍归肝经，肝为心之母，补肝即补心；石菖蒲、茯神、远志，开心孔，安心神，益智强心；酸枣仁、五味子，滋养、酸敛心神，减少心神耗散。还需要少佐木香，理气开郁，避免补益药物壅滞之弊，同时木香可以强志宁心。

安神 2 号方（黄芪、白术、当归、甘草、茯苓、远志、酸枣仁、龙眼肉、石菖蒲、白芍、人参等）用于不寐之心脾两虚证。徐老曾多次提出，酸枣仁甘酸平而润，入心肝胆脾经，用于肝不能藏魂，血虚心烦不安或不得眠，或虚汗自出，心悸怔忡等。《景岳全书》云酸枣仁"性主收敛而入心……宁心志，止虚汗，解渴去烦，安神养血，益肝补中，收敛魂魄"，酸枣仁药食同源，相对安全，必须重用才可效彰，徐老临床应用酸枣仁剂量为30～60g。人参、白术、黄芪、炙甘草，补气健脾。人参气味俱厚，气虚血虚俱能补，可补五脏，安心神，定魂魄，止惊悸。精神疾患常用人参，人参作用不同于党参，因此对于精神疾患以及补益元气之时，不可用党参代替人参。白术味甘、苦，性温，甘补脾，温和中，在血补血，在气补气，其性温燥，能益气和中，补阳生血，暖胃消谷，益津液，长肌肉，助精神，实脾胃，被誉为补气健脾第一品药。黄芪味甘，性微温，专于气分而达表，能补元阳、充腠理、治劳伤、长肌肉。炙甘草味甘，性平，得中和之性，祛邪热，坚筋骨，健脾胃，长肌肉。人参、黄芪、炙甘草为经典补益心脾肺之气、补益周身元气常用组合，合用白术增强补气之力，补气自可生血，此组合也是徐老应用于不寐心脾两虚证患者的常用组合。心脾气虚，气虚易生痰浊，痰浊易于闭窍，使心神不安而不寐，开窍者，运阳气也。石菖蒲味辛、苦，性温，散风寒湿，开心气，通九窍，益心智。远志味苦、辛，性温，可镇心止惊，安神益智，祛痰开窍。茯苓味甘淡，性平，利窍祛湿，利窍可以开心益智，祛湿可逐水燥脾，补中健胃。石菖蒲、茯苓、远志，为徐老治疗气虚痰浊闭窍、心神不安证的常用药对。气能生血，血能化气，气虚者，血亦不足，血虚则心神失养而不寐。当归味甘、辛，性温，能补血行血，补气生精，安五脏，强形体，益神志，合黄芪则补气生血，相得益彰。白芍味苦、酸，性微寒，入血分，补血热之虚，乃补药中稍寒者，肝血充，则心血亦得其养。龙眼肉味甘，性温，入心、脾经，益脾宁心养血，《本草求真》云其"于补气之中温则补气，又更存有补血之力润则补血，故书载能益脾长智脾益则智长，养心保血，血保则心养，为心脾要药"，治思虑劳伤心脾，龙眼肉药食同源，口感佳，与他药合用，不仅可以提高疗效，而且可改良口感。当归、白芍、龙眼肉、酸枣仁，为徐老治疗血虚不足、心神失养常用药物组合。安神2号方是徐老针对心脾两虚证而创制，本方从气血亏虚着手，并综合考虑气血亏虚后产生的病理产物，组方全面，临床应用效果颇佳。

3. 肾精亏虚证

年迈久病者多有不寐，《素问·阴阳应象大论》云："年四十，而阴气自半也。"随着年龄增长，肾精不断消耗，营卫之通路渐而涩滞，阳难入阴而不寐，"五脏之伤，穷必及肾"，疾病发展的后期，往往及肾，损害肾精，肾精亏虚，收敛、摄纳、闭藏之力不足，阳气亦难入阴致不寐。

安神3号方（熟地黄、山药、山茱萸、牡丹皮、茯苓、泽泻、莲子、菟丝子、五味子、远志、麦冬、龙骨等）为六味地黄丸加减化裁而成。熟地黄味甘，性微温，能滋培肾水，益真阴，专补肾中元气，"阴虚而神散者，非熟地之守不足以聚之……阴虚而躁动者，非熟地之静不足以镇之"。山茱萸味酸、涩，入肝、肾经，具收敛之性，可固阴补精，壮阴气。山药味甘，性平，能健脾补虚，涩精固肾，治诸虚百损，五劳七伤。熟地黄、山茱萸、山药为六味地黄丸三补组成，肺为五脏之天，金可生水，山药补肺则可补肾；脾为百骸之母，土生万物，山药健脾则可补肾；肝肾乙癸同源，山茱萸肝肾同补；熟地黄滋补肾水，大补真阴。诸药合用，则肾精自然旺盛。泽泻味甘、淡，性寒，泽其不足之水，泻其有余之火，长于渗水祛湿，泻伏火。牡丹皮味辛、苦，性微寒，凉骨蒸无汗，善行血滞，除烦热。泽泻、牡丹皮、茯苓为六味丸三泻组成，泻水，泻火，泻瘀，合三补共成三补三泻，滋阴而不助邪。菟丝子味甘、辛，性平，入肝、脾、肾三经，补髓填精，助阳固泄，善补阴者，必于阳中求阴，菟丝子阴阳双补，且有固精之妙，合六味地黄丸，更能增强滋肾之功。莲子健脾补肾，亦具收敛之性。菟丝子、五味子、龙骨、莲子，滋补之中，兼有收涩之性，契合肾主闭藏之特性，更能促进肾水、肾精化生。远志交通心肾，引心火下行，阳中求阴。六味地黄丸加麦冬、五味子，为麦味地黄丸，补肺即补肾，为金水相生法思想的配伍运用。安神 3 号方针对不寐之肾精亏虚证而设，全方补益、收敛、渗泻，每一味药物的选择皆是丝丝相扣，组方精妙，临床效果显著。

4.阴虚火旺证

阴平阳秘，精神乃至，阴虚火旺证的基本治则是壮水治火。壮水可以治火，水足可以纳火，水亏与火旺可以单独存在，也可以相兼。水亏，要看亏在肾还是亏在心，心阴不足还是肾水亏虚，火旺要区别君火还是相火。心阴不足心火旺，需要滋阴安神，滋阴是安神的重要方法，心阴不足，可予天王补心丹；肾阴不足，予左归丸或六味地黄丸。养阴药，补益心肝肺胃脾之阴，但若要养肾阴，则须咸寒。五脏阴虚均会产生热证,则须养阴降火。心阴虚,心火旺,以朱砂安神丸、二阴煎主之;心阴虚,相火旺,黄连阿胶汤主之;肾阴虚,心火旺,天王补心丹合交泰丸主之;肾阴虚,相火旺,知柏地黄丸主之。

安神 4 号方(柏子仁、酸枣仁、麦冬、天冬、当归、玄参、丹参、人参、远志、五味子等)用于不寐之阴虚火旺证的治疗,此方亦是天王补心丹加减而成。柏子仁味甘,性平,润心肺,养肝脾,滋肾燥,安神魂,疗虚损,合酸枣仁,则养心安神之效益增。阴虚易火旺,火旺可扰神,欲清火者,必先养阴。麦冬味甘、微苦,性微寒,上行心肺,补上焦之阴液,降火清心。天冬味甘、苦,性寒,除虚劳内热。玄参味苦、甘、咸,性微寒,苦能清火,甘能滋阴,能退无根浮游之火。丹参味苦,性微寒,养血活血,生新血,行宿血,养阴定志,益气解烦,素有"一味丹参饮,功同四物汤"之美誉。麦冬、天冬、玄参、当归、丹参,为徐老滋阴清热常用药物,安全有效。五味子生津解渴,止泻除烦,滋肾水之不足,收敛虚火,益气安神。人参,补气养阴,补五脏,安精神,定魂魄。人参合五味子,补中有敛,补益之功尤佳。阴虚热扰,则易煎熬津液生痰,远志可化痰开窍,安神益智,交通心肾,《药品化义》言其"味辛重、大雄,入心开窍,宣散之药",合前方滋阴清热之药,则滋阴清热,痰浊亦不能生,心神不受扰而清净,神安而寐如常。安神 4 号方是徐老针对不寐阴虚火旺证而设,全方以滋阴清热、化痰安神为治法,组方严谨,以此方为基础,临床化裁应用,效果确切。

5. 热扰心神证

临床中不寐热扰心神证的患者不断增多，究其原因，有长期精神紧张，心理压力增大，生活压力增大，生活节奏失调，饮食习惯不良，劳逸失度，年老体虚等，产生郁热。郁热扰乱心神是导致不寐的基本病机。火热生于气郁，肝主疏泄，主调畅一身气机，如《临证指南医案》云："情志不适，郁则少火变壮火。"治疗应遵《素问·六元正纪大论》"火郁发之"，治疗郁热宜开郁清热、宁心安神。

安神5号方（石决明、白蒺藜、龙胆、龙骨、牡蛎、龙胆、栀子、珍珠母、酸枣仁、柏子仁、茯苓、五味子、玄参、生地黄、麦冬等）用于心肝郁热所致不寐证的治疗。石决明味咸，性寒，能凉肝，兼能镇肝，火性炎上，凉之镇之，则火无上越之害，《医学衷中参西录·石决明解》云其"又善利小便、通五淋……肝气肝火不妄动自能下行"，使热从小便而解，给邪以出路。栀子味苦，性寒，气浮味降，能清心肺之火，除热郁。白蒺藜味辛、苦，性微温，平肝疏肝，祛风明目，利气开郁，如《丹溪心法》所言"气血冲和，万病不生，一有怫郁，诸病生焉"，气郁可化热，清热亦须理气。龙胆味苦，性寒，专泻肝胆之火，凡属肝经热邪者，用之甚妙。石决明、栀子、龙胆、白蒺藜，镇肝疏肝，理气清热，可直折心肝之火热。龙骨味甘、涩，性平，安神志，定魂魄，镇惊悸。牡蛎味咸，微寒，重镇安神，平肝潜阳，可去烦热。珍珠母味咸，性寒，平肝潜阳，安神魂，定惊痫。心肝火热扰乱心神，心神不宁，栀子、龙胆、白蒺藜直折心肝之火热，合用龙骨、牡蛎、珍珠母，可重镇安神，并重用酸枣仁、柏子仁、茯苓，养心安神，如此则清热泻火，安神镇静。热邪最易伤阴，单纯清热而不养阴，则阴虚不能治火，必须固护阴液，则火热易清，生地黄、麦冬、酸枣仁、玄参、五味子，清热泻火，养阴兼顾。安神 5 号方是徐老针对不寐之郁热扰神证而设，方中集清热、养阴、开郁理气、重镇安神、养心安神于一方，组方严谨周到，体现了徐老医理雄厚，思路开阔，方剂临床效果显著。

五、医案举隅

王某，女，45 岁。2016 年 1 月 28 日以"失眠 3 年"为主诉就诊。

患者 3 年前因父亲生病，需要照顾，工作压力大，操劳过度，逐渐出现入睡困难，眠浅易醒，稍有声响则难以入睡，夜间梦多，偶有夜间胸闷症状，深呼吸后好转，一般一夜睡眠 4～5 小时，白天精力不足，劳累后可出现心慌，偶有头晕，易出汗，周身酸痛，情绪易烦躁，纳少，小便调，大便不成形，舌淡，苔薄白，脉弱。

西医诊断：睡眠障碍。

中医诊断：不寐（心脾两虚证）。

治法：补益气血，健脾养心，强志安神。

处方：安神 2 号方加减。

黄芪 60g，白术 12g，当归 12g，甘草 8g，茯苓 30g，远志 10g，酸枣仁 60g，龙眼肉 12g，石菖蒲 12g，白芍 12g，川芎 20g，山茱萸 24g。7 剂，水煎服，每日 1 剂，早晚 2 次分服。

嘱患者忌生冷，避免劳累。

二诊：患者服药后，睡眠质量较前改善不明显，体力较前改善，汗出心慌症状减轻，身体酸痛感亦有减轻，食欲好转，且食后无明显腹胀感，小便调，大便成形，舌淡红，苔白，脉弱。上方加人参10g，继服7剂，每日1剂，水煎服。

三诊：患者服药后，睡眠较前有较明显改善，入睡时间多在半小时之内，睡眠较深沉，一夜睡眠多为5～7小时，体力可，疲劳感减轻，心慌、汗出症状明显改善，无明显烦躁症状，身体酸痛感消失，纳可，二便调，舌淡红，苔白，脉沉。上方去川芎，加五味子6g。7剂，每日1剂，水煎服。

四诊：患者服药后，睡眠较深沉，白天精力可，情绪、体力明显改善，无明显心慌、汗出症状，患者对治疗效果较为满意，纳可，二便调，舌淡红，苔白，脉沉，微滑。原方继服7剂以巩固疗效。

患者未再就诊，随访得知，患者睡眠基本正常，体力佳，已正常工作生活。

按语：本案患者为中年女性，身体、心理的过度劳累，加之禀赋稍有薄弱，损伤心脾，气血亏虚，心神失养而发生不寐。乏力，易汗出，头晕，心慌，精力不足，舌淡苔薄白，脉弱，辨为心脾两虚证。患者病性属虚，为内损所致，虚则补之，补益气血为首务，黄芪、白术、炙甘草、当归、白芍、川芎为八珍汤化裁而来，健脾补气，气血双补，而黄芪用量独重，合当归为当归补血汤，黄芪与当归比例为5∶1，取气足则血生之意。白芍滋肝阴，肝阴充足，则心阴亦充足。瘀血不去，新血不生，气虚之时，血行亦不畅，当归、川芎活血行血，瘀去则新生。气血亏虚，心神不安，补益气血之时，合用养心安神之药，则事半而功倍，酸枣仁、龙眼肉、石菖蒲、远志、茯苓，养心安神，且石菖蒲、茯苓、远志，可清除心脾亏虚、气血不足所产生痰浊之邪，避免痰浊蒙心，使心神清宁。重用酸枣仁为取效的关键，心肝之阴充足，则心神自然安宁。气血亏虚，心血不足，心神易散漫不收，加山茱萸合酸枣仁、白芍，可收敛心神，补敛、动静结合，一动一静，一收一敛，相反相成，自然气血充盛，心神安宁。服药7剂，二诊时患者睡眠较前改善不明显，但体力、心慌、汗出等症状较前有好转，治疗有效，原方加用人参，安精神，定魂魄，增强健脾、补益元气之力。三诊时，患者睡眠好转，提示气血渐充，心脾得养，整体状态逐渐好转，考虑川芎辛温性烈，长时间应用可耗损气血，故去川芎，加用五味子，补气养阴，安神宁志。四诊时，患者睡眠及生活状态明显好转，患者对治疗效果较满意，原方继服以巩固疗效。本案不寐取效的关键在于守方，患者一诊后，睡眠改善不明显，但总体病机不变，守方继续治疗，待气血充盛，心脾得养，自然神安而寐。

第五节 痿 证

痿证是指肢体筋脉弛缓，软弱无力，不能随意运动或伴有肌肉萎缩的一种疾病。临床上以下肢痿弱较为常见，亦称为"痿躄"。"痿"是指机体痿弱不用，"躄"是指下肢软弱无力，不能步履之意。西医之多发性神经炎、急性脊髓炎、进行性肌萎缩、重症肌无力、周期性瘫痪、肌营养不良症、多发性硬化症、运动神经元病和其他中枢神经系统感染并发软瘫的后遗症等表现为肢体痿软，属中医"痿证"的范畴，同时上述疾病目前大多仍属疑难病的范畴。

一、历史沿革

中医学早在春秋战国时期即对痿证有了较深的认识。"痿"之病名首见于《黄帝内经》，书中亦称之为"痿躄"，指身体软而不得用，下肢弱而不能行。《素问·生气通天论》曰："因于湿，首如裹，湿热不攘，大筋软短，小筋弛长，软短为拘，弛长为痿。"《素问·痿论》根据痿证发病的病因及五体与五脏的相应关系对痿证做了初步的分类，其认为本病病之本在肺热，其云"肺热叶焦，则皮毛虚弱急薄，著则生痿躄"，并有"大经空虚""思想无穷，所愿不得，意淫于外，入房太甚，宗筋弛纵""居处相湿，肌肉濡渍，痹而不仁""水不胜火，则骨枯而髓虚"等论述，提出了"治痿者独取阳明"治法。

秦汉两晋时期，对于痿证的认识有了进一步的发展，《难经》提出"五痿传变论"，认为痿证"一损损于皮毛，皮聚而毛落；二损损于血脉，血脉虚少，不能荣于五脏六腑；三损损于肌肉，肌肉消瘦，饮食不能为肌肤；四损损于筋，筋缓不能自收持；五损损于骨，骨痿不能起于床"。《针灸甲乙经》认识到痿证病位在下肢，"足缓不收，痿不能行"，即下肢缓纵不收，不能行走即痿证，同时《针灸甲乙经》补充了《黄帝内经》"痿"的针刺具体方法，《针灸甲乙经》云："痿躄不能行，地仓主之。"

隋唐宋时期，对于痿证的论述及治疗有了进一步发展，《诸病源候论·风身体手足不随候》曰："手足不随者，由体虚腠理开，风气伤于脾胃之经络也。足太阴为脾之经，脾与胃合。足阳明为胃之经，胃为水谷之海也。脾候身之肌肉，主为胃消行水谷之气，以养身体四肢。脾气弱，即肌肉虚，受风邪所侵，故不能为胃通行水谷之气，致四肢肌肉无所禀受。而风邪在经络，搏于阳经，气行则迟，机关缓纵，故令身体手足不随也。"即指出脾气虚弱是痿证的内因，外因则是感受外邪，尤其强调了风邪为害。"风痿，四肢不用"，风邪可以致痿，风为阳邪，其性开泄，善行数变，不居一处，所以可出现四肢均痿弱不用。同时，《诸病源候论·虚劳风痿痹不随候》中也论述了痿与痹的关系，其云："夫风寒湿三气合为痹。病在于阴，其人筋骨痿枯，身体疼痛，此为痿痹之病。"孙思邈在《备急千金要方》中云"肾脉急甚为骨痿癫疾……微滑为骨痿，坐不能起，目无所见，视见黑花"，指出了痿证的脉象特点。宋代《太平圣惠方》中载有八首治"痿"的方子，成为最早记载治"痿"的方书。

金元时期，医学学派峰起，痿证病因、证候及治法方药方面均有发展及创见。刘完素明确指出"痿，谓手足痿弱，无力以运行也"，强调了燥邪致痿的重要性，"肺金本燥，燥为之病，血液衰少，不能营养百骸故也"，燥邪最易化热伤津耗液，基于运气致病理论，肺与秋气相应，为五行之金，秋季燥邪当令，肺燥伤津，四肢百骸失于濡养致痿，治宜"养阴退阳，凉药调之"。张子和首辨风、痹、痿、厥之不同，提出

"夫四末之疾，动而或劲者为风，不仁或痛者为痹，弱而不用者为痿，逆而寒热者为厥"，将痿与痹划分开来，叹曰"余尝用汗、下、吐三法，治风痹痿厥，以其得效者众"，认为痿证可用汗、下、吐三法进行治疗。李东垣曰"六七月之间，湿令大行，子能令母实而热旺，湿热相合而刑庚大肠，故寒凉以救之。燥金受湿热之邪，绝寒水生化之源，源绝则肾亏，痿厥之病大作，腰以下痿软瘫痪不能动，行走不正，两足欹侧"，主张"湿热成痿肺金受邪论"。朱丹溪云："考诸痿论，肺热叶焦，五脏因而受之，发为痿躄。"设立专篇论述痿证，指出其病因有湿痰、血虚、气虚、热，并提出了"泻南补北法"，重视脾肺两脏。

明清时期是中医学术百家争鸣的时期，这一时期有许多医学大成之作产生，而对痿证的辨证论治也日趋完善。《证治准绳》进一步深入阐明了痿的病因病理，并根据五脏气热致痿的理论将痿分为五类，并对痿证提出治则和方药。《景岳全书》指出痿证并非都是阴虚火旺，其云"悲哀太甚则胞络绝，传为脉痿；思想无穷，所愿不得，发为筋痿；有渐于湿，以水为事，发为肉痿之类，则又非尽为火证，此其有余不尽之意，犹有可知"，强调精气亏虚致痿，"元气败伤，则精虚不能灌溉，血虚不能营养者，亦不少矣"。《症因脉治》首辨外感痿与内伤痿，并分别从症、因、脉、治四个方面对内伤五痿加以阐述。

二、病因病机

痿证的形成有外感和内伤两个方面，因于外感者，责之于感受六淫邪气或温毒之邪，浸淫肢体筋脉，"肺热叶焦"，津液失布，五体失养或湿邪浸淫肌肤，肌肉濡渍；因于内伤者，责之于脾胃虚弱，肝肾亏虚，脏腑虚损，生化乏源，精血津液亏耗，筋脉失养。病因主要为湿邪浸淫、饮食劳倦、情志内伤、久病房劳等导致肢体筋脉失于濡养，痿弱不用，发为痿证。

（一）病因

1. 感受外邪

肺开窍于鼻，外合皮毛，朝百脉而主治节，六淫邪气及温热毒邪从口鼻而入，侵及肺脏，耗气伤津，津失输布，五脏失养，筋脉失濡，《医理真传》云："肺乃百脉之宗，出治节者也。肺气行，则津液流通贯注，百脉增荣。肺气燥，则津液不行，百脉失养。"因此，燥热、温毒、火热之邪袭扰上焦肺脏，肺焦叶枯，发为痿证。《医林一致》亦云："肺主气，火之象也，气者，万物之父，百骸资始者也，肺着于热则肺病而百骸无所资始矣，故令手足痿也。"

2. 湿邪浸淫

久居湿地或涉水冒雨，湿邪侵袭筋脉，营卫气血运行不畅，或者湿邪郁而化热，湿热相蒸，肌肉濡渍，肢体痿废不用。《素问·痿论》云："有渐于湿，以水为事，若有所留，居处相湿，肌肉濡渍，痹而不仁，发为肉痿……肉痿者，得之湿地也。"《灵枢·九宫八风》曰："犯其雨湿之地则为痿。"《内经知要》云："久于水则有所留矣。居处之地又当卑湿，则肌肉受湿而濡渍，故顽痹而成肉痿也。"长期因气候或居处工作环境而感受湿邪，可以导致痿证的发生。寒湿、风湿皆可致人肌痿，湿久多化热，损伤阴津，同时湿性黏滞，阻滞气血运行，日久筋脉失养，发而为痿。朱丹溪在《脉因证治》中亦云："湿伤筋，不能束骨，故为痿弱。"

3. 饮食劳倦

素体脾胃虚弱或者饮食不节，过食肥甘厚味，饮酒无度，熬夜、劳倦、思虑等损伤脾胃，致脾胃虚弱，脾虚不能为胃行其津液，水谷精微不能布散全身，《素问·经脉别论》云："食气入胃，散精于肝，淫气于筋。食气入胃，浊气归心，淫精于脉。脉气流经，经气归于肺，肺朝百脉，输精于皮毛。"水津不布，筋脉肌肉失于濡养，或者脾虚不能运化水湿，痰湿内停，湿邪为患，客于经脉，或者过食肥甘，内生痰湿，困厄脾气，脾气不能升清，气血生化乏源，脏腑肌肉失养，均可导致肢体肌肉痿软无力，发为痿证。

4. 情志内伤

思虑太过，损伤心脾，劳伤精血，肌肉筋脉失养而致痿。《素问·痿论》云："思想无穷，所愿不得，意淫于外……发为筋痿。"《脉因证治》云："悲为阴缩筋挛，肌痹脉痿，男为数溲，女为血崩，酸鼻辛頞，泣则臂麻。悲伤肺，气消，喜治悲……劳为咽噎喘促，嗽血唾血，腰重痛，骨痿，男少精，女不月。劳伤血气耗，逸治劳……思为不眠，好卧昏瞀，三焦痞塞，咽喉不利，呕苦筋痿，白淫，不嗜饮食。思伤脾，为气结，怒治思。"指出情志内伤可致痿。薛立斋云："若随情妄用，喜怒劳佚，致内脏精血虚耗，使皮血筋骨肉痿弱无力以运动，故致痿躄。"忧愁思虑则伤心脾，心伤则血虚，母病及子，母病不能荣养其子则脾虚，脾虚则金气亏，金气亏则水气绝、木气不充，是以五脏六腑精气皆亏。

5. 久病房劳

先天禀赋不足或久病虚损、房劳过度，均可导致脏腑亏虚，精气亏虚，筋脉失濡，发而为痿。《松菊堂医学溯源》云："劳伤……损其肾者，伤其精，骨髓消减，痿弱不能起，此伤之自下者也；损其脾者，仓廪之本伤，饮食不为肌肤，此伤之自中者也。"《儒门事亲》云："髓竭足躄，传为骨痿……大抵痿之为病，皆因客热而成，好以贪色，强力过极，渐成痿疾。"

（二）病机

徐老认为，痿证病变部位在筋脉肌肉，其主要病机为脾虚湿胜。脾为后天之本，脾主四肢肌肉，脾主运化，具有"散精"功能，由于先天禀赋不足或后天失养、复感外邪、饮食劳倦、情志失调、久病不愈及失治误治等损伤脾胃，运化失司，气血生化乏源，肌肉筋脉失于濡养，脾虚则湿胜，湿邪困脾则脾虚更甚，脾虚日久亦致五脏虚损，出现肢体肌肉痿软无力，甚至肌肉萎缩废用。

1. 脾气亏虚，病之根本

徐老认为，痿证与脾关系最为密切，本病病程较长，具有正气亏虚的特点。《灵枢·本神》曰："脾气虚则四肢不用。"痿证多系饮食劳倦或七情所伤，以致脾胃虚弱，元气不足，则诸病由生。脾胃虚弱，除不能滋养元气而生诸病之外，还影响元气的升发布散，使元气不能发挥正常的功能。"大抵脾胃虚弱，阳气不能生长，是春夏之令不行，五脏之气不生"。李东垣把脾胃升发转输元气的功能，比作春夏生长之用，又言"三元真气衰惫，皆由脾胃先虚，而气不上行之所致"。三焦元气衰惫，是由元气不得上行，乃由脾胃虚不得转输故耳，正如《素问·太阴阳明论》曰"四肢皆禀气于胃，而不得至经，必因于脾，乃得禀也。今脾病不能为胃行其津液，四肢不得禀水谷气，气日以衰，脉道不利，筋脉肌肉皆无气以生，故不用焉"，出现肢困体乏，不耐作劳等表现。

中医认为脾位于中焦，与胃相表里，主四肢肌肉，开窍于鼻，其华在唇，为气血生化之源。"脾主运化"是脾最主要的生理功能，包括运化水谷和运化水湿两个方面。脾胃通过受纳、腐熟、转滋、运化、升清、降浊，以生化气血津液，上输心肺，借助宗气的作用，以布散营养周身，上至头目，旁及四肢，内至脏腑，外至肌肤，无处不到，五脏六腑，四肢百骸，皆赖以濡养，正如《素问·经脉别论》所言"饮入于胃，游溢精气，上输于脾；脾气散精，上归于肺；通调水道，下输膀胱。水精四布，五经并行"。脾为后天之本，元气赖以培补升发。"元气之充足，皆由脾胃之气无所伤……而元气亦不能充，而诸病之所由生也"。同时脾胃阳气的升清作用能使水液正常输布，而不致湿邪为患。

2. 脾胃虚损，五脏相关

脾为后天之本，《素问·太阴阳明论》曰："脾者土也，治中央，常以四时长四脏，各十八日寄治，不得独主于时也。"脾运化水谷，化生气血，布散精微，以营养周身，如同自然界土能生长、滋养万物一样。任何脏腑都离不开脾胃所运化的水谷精气的滋养，故曰"脾脉者土也，孤脏以灌四旁"。脾气亏虚，可损及他脏，导致肝、肾、肺、心功能的失常。脾胃充盛，则五脏安和；脾胃受损，则五脏不安。脾主统血，肝主藏血，肝受血而能视，脾气虚弱，气血生化乏源，统血失司，肝血不足，肝窍失养，"精散则视歧，视歧见两物"，则出现复视、斜视、视物模糊；"肾者主水，受五脏六腑之精而藏之"，肾为先天之本，依赖于后天水谷精气的滋养，脾损及肾，脾肾俱虚，则出现头重难擎、颈项痿软、躯干全身无力；脾胃为气机升降的枢纽，"肺为气之源，肾为气之根"，脾损及肺，则气无以出，连及于肾，则气不归根，出现气短、不足以息等肌无力危象；脾胃虚弱，气血不足，心脉失养，则出现心悸、多梦等表现。

3. 湿邪为患，内外合邪

《说文解字》云："痿，痹也。"又云："痹，湿病也。"其认为痿证是"湿"所致的疾病。《素问·生气通天论》曰："因于湿，首如裹，湿热不攘，大筋软短，小筋弛长，软短为拘，弛长为痿。"湿邪为患，主要在于脾胃阳气不升，水湿之邪下溜所致。正常情况下，"饮食入胃，阳气上升，津液与气入于心，贯于肺，充实皮毛，散于百脉"，因此，饮食入胃后，关键在于脾胃阳气的温化上升作用，水湿才能正常代谢而不致湿邪为患。其次，湿为阴邪，其性黏滞，易伤阳气和阻塞气机，使阳气不得伸展，致水湿运行不畅，而成湿邪阻滞之疾。

脾喜燥恶湿，痿证多为在脾虚的基础上复感湿邪，《素问·痿论》云："有渐于湿，以水为事，若有所留，居处相湿，肌肉濡渍，痹而不仁，发为肉痿。"脾虚复感湿邪，湿邪困厄脾胃阳气，浸淫经脉，使营卫运行受阻，水湿之邪下流，久则气血运行不利，筋脉肌肉失却濡养而弛纵不收。《脾胃论》云"形体劳役则脾病，脾病则怠惰嗜卧，四肢不收……如脉缓，病怠惰嗜卧，四肢不收，或大便泄泻，此湿胜"，强调了湿胜是痿证发病的重要因素。在此情况下复感外湿，内外湿相互搏结，内外合邪，可导致患者出现神疲、纳呆、四肢倦怠、乏力、肢体痿废不用。

4.脾虚湿胜，病机关键

痿证以脾虚为本，脾虚无力运化水湿，导致水湿停聚，脾虚生湿；湿为阴邪，其性黏滞，湿邪困脾，脾虚更甚。两者互为因果，相互影响，导致疾病缠绵难愈，反复发作。脾虚湿胜是痿证的重要病机。《素问·脏气法时论》云："脾病者，身重，善肌肉痿，足不收，行……取其经，太阴阳明少阴血者。"张景岳注："此脾经之实邪也。脾属土，主肌肉，土邪湿胜，故令人身重肉痿……脾主四肢，故足不收。"

三、中医诊断

1.肢体筋脉弛缓不收，下肢或上肢，一侧或双侧，软弱无力，甚则瘫痪，部分患者伴有肌肉萎缩。

2.由于肌肉痿软无力，可有睑废、视歧、声嘶低暗、抬头无力等症状，甚则影响呼吸、吞咽。

3.部分患者发病前有感冒、腹泻病史，有的患者有神经毒性药物接触史或家族遗传史。

四、中医治疗

（一）治疗原则

对于痿证的治疗，徐老提出"治痿当取太阴"的理论，抓住痿证脾虚湿胜的主要病机，在治疗中以健脾益气祛湿为法，佐以补肝肾，标本兼顾，从而达到脾气健运，湿邪化去，筋脉通利，生化之源无穷，肢体肌肉活动自如。

1. 治痿不独取阳明，亦当取太阴

《素问·痿论》提出"治痿者独取阳明"，阳明即足阳明胃经，胃为水谷之海，阳明经多气多血，阳明充盛，气血充和，则筋脉通利，故历代医家对于痿证的治疗多从阳明论治，然徐老在临证中发现痿证多表现为肢体痿弱无力、体乏，同时还伴有纳呆、食少、脉濡滑等特点，体现了太阴脾虚的特点。脾主四肢，脾虚则四肢不用，《素问·太阴阳明论》曰：足太阴者三阴也，其脉贯胃属脾络嗌，故太阴为之行气于三阴。阳明者表也，五脏六腑之海也，亦为之行气于三阳。脏腑各因其经而受气于阳明，故为胃行其津液。四肢不得禀水谷气，日以益衰，阴道不利，筋骨肌肉无气以生，故不用焉。"脾病不能转输水谷之精气，五脏气衰，五体失养，则四肢痿弱。胃受纳水谷，脾为胃转输水谷精微之气，脾健则五脏得养，筋骨脉肉健强，四肢运动自如，故治疗痿证当从足太阴脾经论治。

2. 益气健脾，兼顾他脏

《素问·阴阳应象大论》云"治病必求于本"，这是中医辨证论治的关键，抓住疾病的根本所在，治疗上才能有的放矢。本病以脾气亏虚为本，依据"虚则补之"的原则，当以益气健脾为主。"气为血之帅""气旺则血生"，益气则气血充盛；健脾则脾胃健旺，饮食得增，气血津液充足，脏腑功能正常，二者共用以濡养肌肉筋脉。五脏相连，脾气亏虚亦可累及他脏。脾主运化，为气血生化之源。脾气健运，水谷精微充足，才能不断地滋养于肝，肝才能得以发挥正常的作用。《医宗金鉴》云："肝为木气，全赖土以滋培，水以灌溉。"脾失健运，水湿内停，则肝失疏泄，肝胆不利。同时，脾统血，肝藏血，脾气健运，血液的化源充足，则生血统血机能旺盛，方能根据人体生理活动的需要来调节血液。正如《程杏轩医案辑录》曰："木虽生于水，然江河湖海无土之处，则无木生。是故树木之枝叶萎悴，必由土气之衰，一培其土，则根本坚固，津液上升，布达周流，木欣欣向荣矣。"脾主运化水谷精微，化生气血，为后天之本；肾藏精，主命门真火，为先天之本。脾的运化，必须得肾阳的温煦蒸化，始能健运，肾精又赖脾运化水谷精微的不断补充，才能充盛。故《医门棒喝》曰："脾胃之能生化者，实由肾中元阳之鼓舞，而元阳以固密为贵，其所以能固密者，又赖脾胃生化阴精以涵育耳。""人之始生，本乎精血之原，人之既生，由乎水谷之养，非精血无以立形体之基，非水谷无以成形体之壮""水谷之海本赖先天为之主，而精血之海又赖后天为之资。故人之自生至老，凡先天之不足者，但得后天培养之力，则补天之功，亦可居其强半"。治疗以补益脾胃虚损为主，兼顾肝肾，标本兼治。

3. 祛湿为要

湿邪是本病致病的重要因素，湿邪驻留肌肉，气血凝滞，营卫之气受阻，则肌肉痿躄无力。湿为阴邪，易伤阳气，阻遏气机，且湿性重浊黏滞，正如《温病条辨》所述"其性氤氲黏腻，非若寒邪之一汗即解，温热之一凉即退，故难速已"，故湿邪不除，易致疾病反复发作，缠绵难愈。湿邪为患，常使脾胃阳气被困，阻滞营卫气血的运行，湿邪不解，益气健脾亦难以收效，因此本病的治疗当以祛湿为要，故在临证中加用健脾燥湿、淡渗利湿、祛风胜湿等中药，使湿邪化则脾胃健，生化之源不竭。

（二）用药特点

1. 常用方药

徐老结合自己多年的临证经验，以健脾益气祛湿立法，佐以补肝肾，自拟治痿汤加减治疗痿证，临床取得了较好的疗效。治痿汤由黄芪、人参、炒苍术、炒白术、茯苓、泽泻、当归、五加皮、怀牛膝、续断、狗脊、附子、炮姜、升麻、葛根、甘草等组成。本方以黄芪、人参为君药，黄芪补气善走肌表，走而不守，人参善补五脏之气，守而不走，二者药性平和，温而不热，甘温补气，一走一守，内外兼顾，共奏补脾益元气之效。白术、苍术、茯苓、泽泻为臣药，白术、苍术健脾燥湿，茯苓淡渗利湿，泽泻利水渗湿，四者合用，共奏健脾祛湿、助脾运化之效。血为气之母，当归补血活血，与黄芪、人参同用，使气血充盛，脾气健旺。五加皮、狗脊补肝肾、强筋骨、利水祛湿，牛膝、续断补肝肾、强腰膝，合用共奏补肝肾、强筋骨、止痿躄之功。附子补火助阳，散寒除湿；炮姜守而不走，温补脾阳，二药合用，温肾暖脾，通阳化饮，使湿邪得化。升麻升举阳气，葛根升阳生津，二者合用，运脾胃，升清阳而化湿浊。甘草益气补中，调和药性，为使药。诸药合用，使脾气健，湿邪去，切中病机，自当奏效。

2.药物分析

（1）人参

人参味甘、微苦，微温，入肺、脾、心、肾经，大补元气，补脾益肺。本品甘补微温，微苦不泄，药力强大，为补气强身之要药。《神农本草经》云人参"补五脏，安精神，定魂魄，止惊悸，除邪气，明目，开心益智"。《本草汇言》云其"补气生血，助精养神之药也。"《日华子本草》曰其"调中治气，消食开胃"。现代药理研究表明，人参具有抗炎、抗衰老、免疫调节及抗肿瘤等多种药理作用。人参及其有效成分对免疫器官、免疫细胞及组织有免疫促进作用，可以增强机体免疫力，同时人参及复方可以抑制免疫过度应答引发的自身免疫性疾病，在临床中对重症肌无力等疾病具有较好疗效。

（2）白术

白术，味甘、苦，性温，入脾、胃二经，健脾益气，燥湿利尿，被前人誉为"脾脏补气健脾第一要药"。《本草思辨录》言"白术除脾湿，固中气，为中流之砥柱"，《医学启源》曰其"除湿益燥，和中益气，利腰脐间血，除胃中热"，《本草崇原》言其"乃调和脾土之药也"。现代药理研究表明，白术具有利尿、抗菌、抗衰老、抗肿瘤等作用，对神经系统、肠胃运动也有一定作用，还具有调节免疫功能。

（3）苍术

苍术，味辛、苦，性温，入脾、胃、肝经，燥湿健脾，为湿阻中焦之要药。《神农本草经》谓其"主风寒湿痹，死肌，痉，疸，止汗，除热，消食。作煎饵，久服轻身，延年，不饥"。苍术苦燥辛散，芳香温化，对于脾虚湿胜、湿邪困脾效果尤佳。《本草经疏》云："其气芳烈，其味甘浓，其性纯阳，为……安脾胃之神品。"《本草备要》云其"补脾燥湿，宣，升阳散郁"，《本草纲目》云其"治湿痰留饮……脾湿下流，浊沥带下，滑泻肠风"。苍术与白术常配合使用，《玉楸药解》云："白术守而不走，苍术走而不守，故白术善补，苍术善行。"二者合用，一守一走，一补一通，共奏健脾燥湿之效。现代药理研究表明，苍术具有促进胃肠道蠕动、抗溃疡、抑制胃酸分泌、降血糖、改善心肌缺血、抗菌、保肝、中枢抑制及抗肿瘤等作用。

（4）泽泻

泽泻，味甘、淡，性寒，入肾、膀胱二经，具有利水消肿渗湿之效，《本草经解》云："其主五脏，益气力肥健者，盖五脏藏阴者也，而脾为之源，脾主肌肉，而性恶湿，泽泻泻湿，湿去则健脾。脾乃后天之本，所以肌肉长而气力益，阴气充而五脏得养也。"《名医别录》云其"土补虚损、五劳，除五脏痞满，起阴气……逐膀胱三焦停水"。现代药理研究表明，泽泻有较好的利尿、调节血脂、抗动脉粥样硬化、抗血小板聚集、抗血栓、抗炎等药理作用。

（5）五加皮

五加皮味辛、苦，性温，归肝、肾经。本品辛散苦燥，微甘温补兼利，扶正与祛邪兼顾，具有祛风除湿、补益肝肾、强筋壮骨、利水消肿的功效。治痹痛、肢挛兼肝肾虚或肝肾亏虚之腰膝酸软者宜用，古有"宁得一把五加，不用金玉满车"之誉。《名医别录》云："五缓虚羸，补中益精，坚筋骨，强志意。"现代药理研究表明，五加皮具有抗疲劳、增强机体抗病能力等作用。

（6）怀牛膝

怀牛膝味苦、甘、酸，性平，归肝、肾经。本品苦泄降，酸入肝，甘补渗，善下行，具有逐瘀通经、补肝肾、强筋骨、利尿通淋、引血下行的功效。生用味多苦，平偏凉，善通利泄降；制用味多甘，平偏温，长于补虚。怀牛膝长于补肝肾，强筋骨，还可引药下行，多用于肝肾不足、腰膝酸软或久患风湿痹痛而致肝肾亏损等。《神农本草经》云其"主寒湿痿痹，四肢拘挛，膝痛不可屈伸，逐血气，伤热，火烂，堕胎"。《名医别录》云其"主伤中少气，男子阴消，老人失溺，补中续绝，填骨髓"。现代药理研究表明，怀牛膝具有调节免疫系统、抗肿瘤、抗衰老、抗炎及抗骨质疏松等药理作用。

（7）狗脊

狗脊，味苦、甘，性温，归肝、肾经。本品甘温而补，苦能燥泄，主以扶正，兼以祛邪，具有祛风湿、补肝肾、强腰膝的功效。《神农本草经》云："狗脊，味苦平。主腰背强，机关缓急，周痹，寒湿膝痛，颇利老人。"《本草求真》云："因其味苦，苦则能以燥湿。又因其味甘，甘则能以益血。又因其气温，温则能以补肾养气。盖湿除而气自周，气周而溺不失，血补而筋自强，筋强而风不作，是补而能走之药也。故凡一切骨节诸疾，有此药味燥入，则机关自强，而俯仰亦利。"现代药理研究表明，狗脊中含有多种活性成分如黄酮类、酚酸类、多糖等，有抗氧化、抗炎、抗病毒、滋补肝肾、强壮筋骨等作用，能够保护细胞免受损伤等作用。

（8）附子

附子味辛、甘，性大热，有毒。归心、肾、脾经。具有回阳救逆、补火助阳、散寒除湿的功效。本品辛热纯阳，毒力猛，上助心阳，中温脾阳，下壮肾阳，为补火助阳之要药，其性走而不守，能通行十二经，擅于治疗阴盛格阳、脾泄冷痢、肾阳亏虚、风寒湿痹、脚气水肿等。《神农本草经》云其"主风寒咳逆邪气，温中，金创，破癥坚积聚，血瘕，寒湿，踒躄拘挛，膝痛，不能行步"。《名医别录》云其"主治脚疼冷弱，腰脊风寒，心腹冷痛，霍乱转筋，下痢赤白，坚肌骨，强阴"。《本草备要》云其"大燥回阳，补肾命火，逐风寒湿"。现代药理研究表明，附子能增强心肌收缩力，扩张血管，还有增强免疫、抗血栓形成、抑制脂质过氧化反应、延缓衰老等作用。

（9）炮姜

炮姜味辛，性热，归脾、胃、肾经，温中止痛，温经止血。炮姜为阳中阴药，热减性钝，但辛散之性犹存，温能行气，气机畅达，则百脉平和。炮姜伍人参、茯苓、白术，可以振奋脾阳，治疗脾虚不运；伍怀牛膝、当归，可以温经活血，以治足痿不用。《本草分经》云其"辛苦大热，除胃冷而守中兼补心气，祛脏腑沉寒锢冷，去恶生新，能回脉绝无阳，又引血药入肝而生血退热，引以黑附则入肾祛寒湿"。《得配本草》云："炮姜守而不走，燥脾胃之寒湿，除脐腹之寒痞，暖心气，温肝经，能去恶生新，使阳生阴长，故吐衄下血有阴无阳者宜之。"现代药理研究表明，炮姜具有调节免疫、抗菌和抗氧化等药理作用。

（10）升麻

升麻，味辛、微甘，性微寒，长于升举阳气。《本草纲目》云："升麻同柴胡，引生发之气上行；同葛根，能发阳明之汗。"《本草乘雅半偈》云："升麻禀天地清阳之气以生，故能升阳气于至阴之下。显明灭暗，致新推陈，升麻两得之矣。"升麻可升举阳气，引气上行，使诸药到达病所。现代药理研究表明，升麻中的升麻苷 H-1 不仅能透过血脑屏障，还能调节脑缺血兴奋性氨基酸神经递质的功能紊乱，对脑缺血神经元有一定的保护作用。

（11）葛根

葛根，味甘、辛，性凉。归脾、胃、肺经。本品甘辛轻扬升散，平而偏凉能清。气味俱薄，其气轻浮，鼓舞胃气上行而生津液，具有升阳生津作用，《药类法象》认为葛根"治脾胃虚而渴，除胃热，善解酒毒，通行足阳明经之药"。葛根配升麻以加强发阳明邪气的作用。葛根配柴胡具有升胃气、利枢机、轻清开达的作用。葛根生用升散清透并生津，煨用长于升举而少清透。《珍珠囊》云其"升阳生津，脾虚作渴者，非此不除"。《本草纲目》云："葛根乃阳明经药，兼入脾经。"有学者研究了葛根及其复方对重症肌无力大鼠肌力恢复和白细胞介素 -4 的影响，结果表明葛根及其葛根复方可促进重症肌无力大鼠骨骼肌的肌力恢复，大鼠的 B 细胞生长因子水平降低，从而抑制 B 细胞增殖，产生免疫球蛋白，减轻肌无力症状。

3. 组方特点

（1）气血同补

气与血相互为用，互相依存，《素问·调经论》云"人之所有者，血与气耳"，故有"气为血之帅，血为气之母"的说法。血能养气，血能载气，因此气虚较重的患者应适当补血，使气有所归。方用黄芪、人参补脾益气，当归补血活血，气血并补，使气血充盛，生化有源。

（2）升降并用

《素问·六微旨大论》云"出入废则神机化灭，升降息则气立孤危。故非出入，则无以生长壮老已；非升降，则无以生长化收藏。是以升降出入，无器不有。"祛湿药性喜下行，在祛湿的同时有肃降气机、重竭阳气之弊，正如李东垣在《脾胃论》中言"当利其小便，必用淡味渗泄之剂以利之，是其法也……今客邪寒湿之淫，从外而入里，以暴加之，若从以上法度，用淡渗之剂以除之，病虽即已，是降之又降，是复益其阴而重竭其阳气矣，是阳气愈削而精神愈短矣，是阴重强而阳重衰矣，反助其邪之谓也。故必用升阳风药即差"。因此，在用白术、苍术、茯苓、泽泻等大量祛湿药的同时，加用升麻、葛根，引生发之气上行，升达清阳，轻扬升发，鼓舞胃气，中气既足，清阳上升，可使九窍通利。如此配伍，升降并用则气机升降有序，免祛湿药竭阳之痹。

（3）标本兼顾

痿证以脾气亏虚为本、湿邪困脾为标，治当标本兼顾，健脾益气与祛湿并用，同时佐以补益肝肾。方中用黄芪、人参益气健脾以治本，苍术、白术、茯苓、泽泻运脾祛湿、醒脾化湿以治标，则脾气健运，湿邪无由生。同时佐以五加皮、怀牛膝、狗脊、附子以祛风湿、补肝肾、强腰膝，肝血充足，疏泄有常，肾气充沛，后天得资，则脾气健旺，运化有权，气血生化无穷，肢体筋脉得以濡养，关节肌肉通利，活动自如。

五、医案举隅

案例 1

王某，男，42 岁。2011 年 4 月 17 日以"眼睑下垂伴乏力5 年，加重 1 个月"为主诉就诊。

现症见患者眼睑下垂，伴有沉重感，无复视，咀嚼无力，肢体倦怠乏力，午后及劳累后加重，无呼吸困难，头昏沉，精神不振，畏寒，纳呆，食少，时有腹胀，小便调，时有便溏。舌质淡红，苔薄白，脉濡细。目前口服泼尼松和溴吡斯的明。

西医诊断：重症肌无力（全身型）。

中医诊断：痿证。

治法：健脾益气，祛湿升清，佐以补肝肾。

处方：治痿汤加减。

黄芪 80g，人参 10g，炒苍术 12g，炒白术 12g，茯苓12g，泽泻 12g，当归 12g，五加皮 10g，续断 12g，怀牛膝20g，狗脊 20g，附子 12g，炮姜 10g，升麻 12g，砂仁 9g（后下），白芍 12g，甘草 6g。7 剂，每日 1 剂，水煎，分 2 次服用。

嘱其忌生冷辛辣，避免劳累。

二诊：患者仍眼睑下垂，无复视，四肢乏力较前稍改善，劳累后加重，头昏沉及畏寒稍改善，精力尚可，纳少，眠可，小便尚调，大便时稀。舌质淡红，苔薄白，脉沉细。患者脾虚之证略减，上方黄芪加至120g继服。14剂，每日1剂，水煎服。嘱患者泼尼松继服。

三诊：患者眼睑下垂有所好转，咀嚼较前有力，上肢有力，下肢仍感无力，头昏沉较前减轻，畏寒症状改善，纳增，眠可，小便调，大便成形。舌质淡红，苔薄白，脉细。患者脾虚之证减，仍有湿邪困脾之证，湿为阴邪，其性趋下，故而下肢无力症状更著。二诊方茯苓加至30g，加桂枝12g，14剂，每日1剂，水煎服。嘱患者泼尼松用量为15mg/日。

四诊：患者眼睑下垂好转，自觉咀嚼有力，下肢无力减轻，无畏寒，头昏沉症状缓解，近来自觉口干明显，纳尚可，眠可，二便调，舌质淡红，苔薄白少津，脉细。患者脾气健，湿邪去，祛湿之剂温燥而有伤阴之弊，上方将黄芪改为100g，茯苓改为12g，加麦冬30g、五味子12g、葛根20g、女贞子12g。14剂，每日1剂，水煎服。嘱患者泼尼松用量为10mg/日。

五诊：患者眼睑下垂明显好转，下肢无力明显减轻，咀嚼有力，口干改善，未诉头沉，纳呆，眠可，二便尚调。舌质淡红，苔薄白，脉细。上方将黄芪改为80g。14剂，每日1剂，水煎服。嘱患者泼尼松用量为5mg/日。

六诊：患者眼睑下垂基本恢复，下肢无力轻微，咀嚼有力，口干改善，无头沉，纳眠可，二便调。舌质淡红，苔薄白，脉细。上方将黄芪改为90g，加鹿茸3g，14剂，每日1剂，水煎服。嘱患者停用泼尼松。

七诊：患者眼睑已恢复正常，四肢无力基本缓解，咀嚼有力，纳可，眠可，二便调。舌质淡红，苔薄白，脉细。嘱其将上方改为水丸，每次 10g，每日 3 次，以方便服用，巩固疗效。

随访 1 年未再复发。

按语：本案患者平素调护失宜，工作压力大，饮食无规律，导致脾胃亏虚，运化失常。脾主身之肌肉，脾气盛衰关系肌肉的发育运动，脾虚则运化无力，气血生化无源，筋脉肌肉失养而弛纵，出现双侧眼睑无力，周身乏力；气虚无力鼓动，精微物质不能上承，清窍失于濡养则头昏沉；脾虚运化无力则湿邪聚积，小肠无以分清泌浊，出现大便稀溏。徐老选用治痿汤加减，正是取其健脾益气、祛湿升清之意，同时本病迁延日久，脾气亏虚，可损及他脏，导致肝、肾功能的失常。肝主筋，脾气虚弱，气血生化乏源，肝血不足，筋脉失养，脾损及肾，脾肾俱虚，则出现畏寒、肢体酸软无力。

方中重用黄芪，温之以气，补气升阳，现代药理研究表明，黄芪能促进机体代谢，增强调节机体免疫功能，提高机体抗病能力。人参被誉为补气第一要药，"辅以凉润之药既能气血双补，盖平其热性不使耗阴，气盛自能生血也"。黄芪、人参相须为用，既可益气健脾，扶正祛湿，又可温煦全身，鼓舞气血。白术善补脾益气，苍术善燥湿运脾，补脾与运脾相结合，共奏健脾益气祛湿之功效，补虚与祛湿相兼，使补而不滞，祛邪而不伤正。加用茯苓、泽泻，加强健脾燥湿之力，当归以补血养阴合营。升麻为引经药，引生发之气上行，配伍黄芪能益气升阳，鼓舞脾胃之气上腾，以灌溉四旁；配伍泽泻利水渗湿，清阳上升，浊阴下行，一升一降，升降相因，通利九窍。附子上助心阳，中温脾阳，下补肾阳，与鹿茸、桂枝合用，正所谓"益火之源，以消阴翳"。续断、狗脊、怀牛膝既可滋补肝肾，又可壮筋骨利关节。后患者口干明显，考虑祛湿之品性偏温燥，有伤阴之弊，加用女贞子、麦冬、五味子、葛根，女贞子性寒凉，能补益肝肾之阴；麦冬微寒滋润，有润肺养阴、益胃生津之效；五味子酸温涩敛，益气生津；葛根鼓舞胃气上行而生津液，升阳生津，既缓伤阴之弊，又取其"阴中求阳，则阳得阴助而生化无穷"之意。全方一则补气健脾，使气血生化有源；二则提升中气，恢复中焦升降功能，使眼睑下垂之症复归其位；再则祛湿化浊，补泻兼施，同时佐以补肝肾、强筋骨、壮腰膝之品，益气健脾祛湿，滋补肝肾，调补先、后天之本，平衡阴阳。诸药合用，气虚得补，气陷得升，脾气得健，湿气得除，阳虚得温，阴虚得润，则诸症自愈。

案例 2

丿某，女，24 岁。2010 年 12 月 23 日因复视 2 年，全身乏力 4 月余就诊。

患者 2 年前无明显诱因出现眼睑下垂，睁眼无力，视物重影，下午明显，4 个月前出现四肢之力，洗脸费力，行走困难，新斯的明试验阳性，现为求中西医结合系统诊治前来我院就诊。现症见眼睑下垂，睁眼无力，视物重影，四肢乏力，洗脸费力，行走困难，下午明显，怕冷，纳眠可，二便调。舌质淡红，苔薄黄，脉沉弱。

西医诊断：重症肌无力。

中医诊断：痿证（脾肾阳虚证）。

治法：健脾益气，补肾温阳。

处方：治痿汤加减。

红参 10g，炙黄芪 80g，炙甘草 6g，当归 12g，陈皮 12g，麦冬 30g，五味子 10g，葛根 20g，炒苍术 12g，炒白术 12g，升麻 12g，泽泻 12g，女贞子 15g，五加皮 8g，茯苓 30g，续断 12g，牛膝 20g，桑寄生 24g，炮附子 12g，炮姜 10g，桂枝 20g，鹿茸 3g。7 剂，每日 1 剂，水煎，分 2 次服。

二诊：患者舌质淡红，苔薄黄，脉沉弱。上方将黄芪改为 90g，14 剂，每日 1 剂，水煎服。

三诊：患者服药有效，复视、四肢乏力稍减轻，舌质淡红，苔薄黄，脉沉弱。上方将黄芪改为 100g，加肉桂 8g、砂仁 8g。14 剂，每日 1 剂，水煎服。

四诊：患者仍复视，下肢乏力改善，手脚凉，舌质淡红，苔薄黄，脉沉弱。上方将肉桂改为 10g，加淫羊藿 20g、肉苁蓉 12g、巴戟天 12g。14 剂，每日 1 剂，水煎服。

五诊：患者复视好转，仍觉四肢乏力，双眼睑上抬乏力，怕冷，舌质淡红，苔薄黄，脉沉弱。上方将黄芪改为 110g。14 剂，每日 1 剂，水煎服。

两个月后随访，诸症好转，未再复发。

按语：中医将本病归为"痿证"范畴，病机多与脾胃不足、肝肾亏虚等有关，以气、血、精不足为根本，如《景岳全书》曰："元气败伤，则精虚不能灌溉，血虚不能营养者……故当酌寒热之浅深，审虚实之缓急，以施治疗，庶得治痿之全矣。"

本案患者为青年女性，形体消瘦，素体肝脾肾不足，肢体筋脉失于濡养，发为痿证。徐老以自拟方"治痿汤"加减治疗，三诊时加砂仁以健脾助运，以防中焦壅滞。四诊时加淫羊藿、肉苁蓉、巴戟天以补肝肾，强筋骨。徐老治疗痿证以补脾益气、滋补肝肾、强筋健骨为总则。

纵观本案，患者病程较久，以脾肾亏虚为病机，徐老在健脾益气、补肾温阳的同时，重在健脾。体现了徐老"治痿当取太阴"的理论特点，在治疗中抓住了痿证脾虚湿胜的主要病机，治疗以健脾益气祛湿为主，佐以补益肝肾，标本兼顾，从而使脾气健运，湿邪化去，筋脉通利，肢体肌肉活动自如。

第六节　颤　证

颤证是指筋脉失于濡养，出现头部或肢体振摇、颤抖，不能自制为主要临床表现的一类病证。轻者仅见有摇头或一侧肢体微颤动，一般生活能够自理；重者全身颤动，颈肩僵直，肢体颤动不止，甚则四肢扭转痉挛，影响到日常工作和生活，失去自理能力。西医之帕金森病、帕金森综合征、肝豆状核变性、小脑性共济失调、特发性震颤等表现为肢体颤动者，属中医"颤证"的范畴。

一、历史沿革

古代医家称颤证为"振掉""颤振"等，中医学对颤证的认识是逐步加深的，从症状、病机到治则治法随着历代医家的积累逐步完善。颤证在唐宋以前未单独作为一种疾病进行论治，有关颤证的临床表现散见于各医家其他病种的临床表现中，到唐宋时期治疗颤证的论述较为丰富，但也没有将颤证作为单独病种进行论述。随着临床认识的深化，直到明清时期，医家开始将颤证作为单独疾病进行论述，并建立了系统的辨证论治体系。

颤证的症状记载最早见于《素问·至真要大论》，其云："诸风掉眩，皆属肝……诸禁鼓栗，如丧神守，皆属于火。"首次提出"掉""鼓栗"责之于肝、火，《黄帝内经》经文中虽无颤证之病名，但是首次提出了"掉""振""摇""鼓栗"等这一类颤证的相关临床症状，并将其与"火""风"病机相结合，对后世颤证的治疗产生了深远影响。

东汉时期，张仲景在《金匮要略·痉湿暍病脉证第二》中记载"病者身热足寒，颈项强急，恶寒，时头热，面赤目赤，独头动摇，卒口噤，背反张者，痉病也"，提出的"独头动摇"，表现为头颤动，是颤证的一种。

隋唐时期，巢元方在《诸病源候论》中记载"四肢拘挛不得屈伸候""五指筋挛不得屈伸候"，阐述了其发病症状类似于颤证的强直临床表现。唐代孙思邈在《备急千金要方》中记载"积年八风五痓，举身弹曳，不得转侧，行步跛蹩，不能收摄"，提出"弹曳"是"八风五痓"的临床表现。

宋代窦材在《扁鹊心书》中记载："若手足颤摇，不能持物者，乃真元虚损也。常服金液丹五两，姜附汤，自愈。"并指出颤摇病程长，治疗困难，"手足颤摇，终身痼疾"。

明清时期，孙一奎在《赤水玄珠·颤振门》中指出"颤振者非寒禁鼓栗，乃木火上盛，肾阴不充，下虚上实，实为痰火，虚则肾亏，法则清上补下"，虽然孙一奎首次将颤证作为一个病种单独论述，但是其并未从理法方药方面论述而使颤证独立形成体系。武之望首次在《济阳纲目·痫证·论颤振》中提出了妇人产后颤证的治疗，并指出妇人产后颤证的病机为"血虚生风，必当大补"，切不可当一般颤证治疗。王肯堂首次提出了颤证之病名，并从病因病机、治则治法上进行系统阐述，《证治准绳》云："颤，摇也；振，动也。筋脉约束不住而莫能任持，风之象也。"并且提出了针对不同病机的颤证治疗方药亦不同。清代医家何梦瑶在《医碥》中云"颤，摇也。振，战动也，亦风火摇撼之象，由水虚而然。风木盛则脾土虚，脾为四肢之本，四肢乃脾之末，故曰风淫末疾"，指出了颤证病机为风木盛、脾土虚。同期，尤怡也有类似观点，其在《金匮翼·颤振》记载"脾应土，土主四肢，四肢受气于脾者也。土气不足，而木气鼓之，故振之动摇，所谓风淫末疾者是也"。张璐在《张氏医通》中首次系统地对颤证病因病机以及治则治法进行了论述，其云"颤振则但振动而不屈也，亦有头动而手不动者，盖木盛则生风生火，上冲于头，故头为颤振，若散于四末，则手足动而头不动也"，并指出了颤证的脉象及预后，"颤振之脉，小弱缓滑者可治，虚大急疾者不治"。

二、病因病机

（一）病因

颤证的发病原因多种多样，历代医家也都有不同认识。徐老认为颤证的发病原因首先是年龄因素，多发于老年人，随着年龄增长而发病率逐渐升高。颤证发病因素复杂，虚、实、痰、瘀往往互为掺杂，临床上治疗效果不甚理想。

1. 年老体弱，脏腑功能减退

年龄是颤证的一个重要发病因素，随着年老体弱，气血日益衰减，肝肾两亏，肝藏血养血，肾主骨生髓，肝血日亏，精气不能上荣于脑部，脑部失去精微物质的营养供应，造成髓海空虚，气血阴阳不足，筋脉失去濡养，发为本病。

2. 外感六淫

六淫是指风、寒、暑、湿、燥、火，这六种致病因素太过、不及或不应时，超过了人体的调节适应机能，由外而入侵犯人体正气，使人体正气受损，气血运行失于正常。《素问·风论》云："风者百病之长也。"《医学纲目》云："风颤者，以风入于肝脏经络，上气不守正位，故使头招面摇，手足颤掉也。"六淫之中，尤以风邪、火邪为重，外风引动内风，风热相合，侵犯筋脉，导致肢体震颤。

3. 情志内伤

情志内伤即喜、怒、忧、思、悲、恐、惊七种情志活动，是内伤病的主要致病因素。七情本是正常的情志活动，但是在日常生活中种种的生活不如意、工作上的争执、竞争的压力等太过的精神刺激，超过了人体本身心理的耐受程度，使人体气机紊乱，阴阳气血失调，常常导致气血运行失常，五脏皆受影响。而以肝脏最为显著，肝主疏泄，肝木失和而致动风，发为肢体震颤。

4. 饮食劳倦

随着现代工作、生活方式的改变，饮食过量和过于安逸成为致病因素，现代的人们往往热量摄入过多，而活动过少，导致痰湿壅盛，气血运行不畅，发为肢体震颤。

（二）病机

颤证病机复杂，其病性以本虚标实为主，病位在筋脉、脑髓以及肝脏。病初浅之时主要责之于肝，病程日久涉及脾肾等脏腑。徐老认为颤证多因年老体弱、情志不遂、过食过饱、调养失当等导致肝血亏虚，虚能发热，热则生风，筋脉约束不住，上冲于头部，则头部振摇，若风热窜于肢体，则肢体颤动，甚则痉挛。

1. 肝肾阴虚

肝藏血属木，主疏泄，在体合筋，其华在爪；肾藏精属水，主闭藏，主骨生髓，髓通于脑。肝肾同源，在病理上相互影响，肾阴不足会导致肝阴不足，肝阴耗损太过也会导致肾阴亏虚。年老体弱，或肝肾亏虚，或房劳人过，或熬夜作息失常，耗损肝阴，肝濡养、滋润、沉降、收敛功能减退，阴虚不足以制阳，虚阳上亢生肝风，筋脉失约，发为颤证。

2. 肝热生风

肝为刚脏，体阴而用阳，在体合筋，主疏泄，多因邪热内炽或情志不畅，日久肝郁化热，热伤阴液，肝阴被劫，热极生风，肝血不能濡养筋脉，导致筋脉失养，发为手足震颤。

3. 气血亏虚

气血在生理上既是脏腑功能活动的物质基础，又是脏腑功能活动的产物。气为阳，血为阴，互为资生、互为依存的关系。气之于血，有温煦、化生、推动、统摄的作用。若饮食失节，或劳倦过度，或情志失畅，肝郁乘脾，脾失健运，或思虑内伤，或久病卧床，耗损气血，致气血亏虚，脑神失养，筋脉失荣，虚风内动，而发为颤证。

4. 痰浊内停

脾主运化，为太阴湿土，喜燥恶湿。人体在正常生理状态下，水谷之精气依赖脾之健运、三焦之气化。若脾运化水湿的功能失常，水液在体内运化停滞，而产生水湿、痰饮等病理产物。若素体肥胖，痰湿过盛；或过食肥甘厚味，饮酒过多；或久坐周流不息，活动较少；或饮食劳倦，损伤脾阳，水湿停蓄致痰湿停聚，阻滞经络，经气不畅，筋脉失于濡养，而致肢体颤动不已。

5. 瘀血阻络

心主血，肝藏血，脾统血，气行则血行，人体的生理功能有赖于气血的正常运行。若跌仆坠伤，或手术损伤，或久病气虚，鼓动无力，引起瘀血内结，败血归肝，木失条达，肝失疏泄，气机运行失畅，血行瘀阻，筋脉失濡而发病。

6. 肾阳虚衰

肾阳为五脏六腑阳气之本，推动和激发脏腑的各种功能，温煦全身脏腑经脉气血。若先天禀赋薄弱，或久病耗损，或房劳伤肾，或饮冷受寒，损伤肾阳，不能温煦筋脉，则发为颤证。

三、中医诊断

1. 头部或四肢震摇、颤动或肢体拘痉为主要临床表现。
2. 多起病缓慢，病程长，多见于中、老年患者。

3.无发热、神昏和其他神志改变等症状。

4.可伴随或出现表情呆板，上肢不协调，口角流涎，生活自理能力降低。

四、中医治疗

徐老认为颤证难治之处在于病程难以逆转，治疗疗程长，需要长期服用中药，患者难以坚持。颤证多属本虚标实，本虚可根据脏腑盛衰、阴阳气血偏虚随证治之。肝肾阴虚者，治宜滋补肝肾，兼以养阴息风；气血两虚者，治宜气血双补，同时养肝柔筋息风；肾阳虚衰者，治宜补肾壮阳，兼以通络息风。若临证以标实为主者，多见痰浊内停和瘀血阻络者。痰浊内停者，治宜健脾祛痰，佐以息风平颤；瘀血阻络者，治宜活血化瘀，平肝息风。若虚实兼杂，病机复杂，须分清标本之轻重缓急，治本与治标根据临床实际情况灵活兼顾。颤证病程较长，患者多思想负担较重，临床多兼有情志失常，在守方治疗的同时需要兼顾调节患者情志。徐老临床治疗颤证提出从"肝热生风"论治，取得了良好的治疗效果。

（一）治疗原则

1. 以补肝血、清肝热为主

徐老治疗颤证从肝论治，以"补肝血、清肝热"为主。本病病机复杂，多兼以痰、虚、瘀、热，徐老根据多年临床经验和自身体会，以补肝体、养肝用、调情志为治疗切入点。他认为本病日久化热，最后病机可转归于肝热内动，故治疗以补肝血、清肝热为主。

2. 肝肾同补，兼顾他脏

肝肾同源，肾阴不足会导致肝阴不足，肝阴耗损太过也会导致肾阴亏虚，两者互为影响。清肝热的同时补肾阴，多加用"六味"之类，取肝肾同源之意，兼顾脾脏，注意健脾除湿。

（二）用药特点

1. 常用方药

徐老治疗颤证以自拟白头平颤汤为主。方中白头翁、黄连、黄柏、秦皮清透肝热，珍珠母、钩藤平肝潜阳，白芍、当归、茯苓、白术养肝血、补肝虚，炙甘草调和诸药。徐老认为白头翁、珍珠母、钩藤这一角药是颤证的专病专药，其中珍珠母、钩藤需要重用。白头翁为治疗肝热生风的专药，钩藤善于清肝热、息肝风，对于因肝热肝风导致的肢体震颤效果极好。《本草备要》记载秦皮"苦寒色青性涩，补肝胆而益肾，以能平木"。徐老特别重视肝血虚、血不柔肝的问题，肝主筋，肝血充足，才能充分濡养肝筋。如果肝血亏虚，则肢体颤抖会加剧，患者一般多伴有头晕耳鸣、多梦、口干津少、肢体麻木、脉弦细等症状，多加地黄、何首乌、枸杞子、女贞子补肝血。若患者伴有血瘀症状，可加丹参、红花、虎杖活血化瘀。若患者阴虚阳亢，则加用鳖甲、龟板滋阴降火。

2. 药物分析

（1）白头翁

白头翁味苦，性寒，归胃、大肠经，清热解毒，凉血止痢，多用于治疗热毒血痢、疮痈肿毒。《本草崇原》云："白头翁，无风而摇者，禀东方甲乙之气，风动之象也。有风则静者，得西方庚辛之气，金能制风也。"徐老认为白头翁得西方庚辛之气，重用可以祛除肝风，平肝热，是治疗颤证之要药。现代药理研究表明，白头翁乙醇提取物有镇静、镇痛及抗痉挛作用。

（2）黄连

黄连味苦，性寒，归心、脾、胃、肝、胆、大肠经，清热燥湿，泻火解毒。《本草备要》云其"泻火，燥湿。大苦大寒。入心泻火，镇肝凉血，燥湿开郁，解渴，除烦，益肝胆，厚肠胃，消心瘀，止盗汗"。徐老认为黄连泻肝火，镇肝凉血，与白头翁同用可清肝热。现代药理研究表明，黄连有松弛动脉平滑肌、解痉挛的作用。

（3）黄柏

黄柏味苦，性寒，归肾、膀胱经，清热燥湿，泻火解毒，除骨蒸。《本草备要》云其"泻相火，补肾水。苦寒微辛，沉阴下降。泻膀胱相火，补肾水不足。固肾润燥，除湿清热。疗下焦虚，骨蒸劳热，诸痿瘫痪"。徐老认为黄柏善于泻相火，补肾水。颤证多发于老年人，以肝肾阴亏为主要病机，黄柏可通过补肾阴、泻相火，达到治疗颤证的目的。现代药理研究表明，黄柏对中枢神经系统有抑制作用，黄柏所含的黄柏酮有镇静作用，可使动物肠管张力和收缩振幅增强。

（4）秦皮

秦皮味苦、涩，性寒，归肝、胆、大肠经，清热燥湿，收涩止痢，止带，明目。《本草备要》云其"涩而补，明目。

苦寒色青性涩，补肝胆而益肾。以能平木"。徐老认为秦皮补肝胆益肾，兼以除肝热，对于颤证肝热治疗效果较好。现代药理研究表明，秦皮有镇静、抗惊厥和镇痛作用，能有效缓解肢体震颤症状。

（5）钩藤

钩藤味甘，性凉，归肝、心包经，清热平肝，息风止痉。临床多用于治疗头痛、眩晕、肝风内动引起的惊痫抽搐。《本草求真》云："钩藤专入心、肝。味甘微苦，气平微寒，为手少阴心、厥阴肝经要药。缘肝主风，心主火，风火相扇，则风因火而愈炽，火亦因风而益盛。"现代药理研究表明，钩藤有降压作用。钩藤碱可抑制血管运动中枢，直接和间接扩张外周血管，阻滞交感神经及神经节，并能抑制神经末梢介质的释放，有镇静、抗惊厥作用。

（6）珍珠母

珍珠母味咸，性寒，归肝、心经，平肝潜阳，清肝明目，镇惊安神。善于治疗肝阳上亢引起的头晕目眩、心神不宁、目赤翳障、视物昏花。现代药理研究表明，珍珠母有镇静作用。

（7）白芍

白芍味苦、酸，性微寒，归肝、脾经，养血敛阴，柔肝止痛，平抑肝阳。临床多用于治疗肝血亏虚、肝脾不和导致的胸胁脘腹疼痛及四肢挛急疼痛、肝阳上亢引起的头痛眩晕。《药性解》："白芍酸走肝，故能泻木中之火。因怒受伤之症，得之皆愈。"现代药理研究表明，白芍有镇静、抗惊厥、镇痛、降温作用，白芍总苷能增强正常小鼠的学习和短时记忆。

3. 组方特点

（1）平肝与养肝并用，养血以息风

珍珠母和钩藤都有平肝息风的作用。珍珠母能平肝潜阳、镇惊安神；钩藤能清热平肝、息风止痉。两药合用，对于因肝风内动所致的震颤有较好的治疗效果。白芍和当归都有补肝养血的作用。白芍能柔肝养血调经、敛阴止汗；当归能养肝补血调经、活血止痛。两药合用，对于因气血不足所致的震颤有一定的调养作用。在用珍珠母和钩藤的同时，佐以白芍和当归补肝养肝，使肝热得清，内风得息。

（2）重用清热解毒

白头翁、黄连、黄柏和秦皮都具有清热解毒的功效。白头翁清热解毒凉血；黄连清热燥湿、泻火解毒；黄柏清热燥湿、泻火除蒸；秦皮清热燥湿。其中白头翁可以用到30～60克，对于因热邪所致的颤证有一定的改善作用。

（3）兼顾健脾利湿

茯苓和白术都具有健脾利湿的作用。茯苓能健脾利湿、安神；白术能健脾益胃、燥湿利水。久病生痰湿，两药合用，对于因脾虚湿盛所致的颤证有一定的改善作用。

综上所述，徐老在治疗颤证时，主要从平肝息风、清热凉血、补血养血、健脾利湿方面入手，以达到调和内脏、平衡阴阳、改善颤证症状的目的。在临床应用中，应根据患者的具体病情进行加减，以达到最佳疗效。同时，颤证的治疗需要综合考虑患者的整体状况，包括生活习惯、饮食调理等，以综合施治。

五、医案举隅

王某，女，55 岁。2017 年 7 月 18 日以"双侧上肢震颤，行动迟缓 2 年"为主诉就诊。

患者 2 年前因家务事与家人吵架后出现双侧上肢不自主震颤，左侧上肢抖动症状比右侧上肢重，发作时间无明显规律，发作时长则数分钟，不能自主，动作迟缓，伴有轻微肌强直，无言语障碍及步态异常。遇到心情烦躁和劳累时双上肢抖动加剧，静止或休息时减轻，肢体震颤以精神紧张时明显，伴有口干，头晕，容易饥饿，心慌，烘热汗出，体倦乏力，入睡困难，睡眠质量差，每天平均睡眠为 4～5 小时。患者及家属曾到某医院神经内科就诊，行颅脑核磁共振等检查，诊断为帕金森病，口服美多芭、氯烯雌醚等药物后效果欠佳，病情控制不理想，为求进一步治疗，前来我院就诊。

现症见患者双侧上肢不自主震颤，阵发性发作，双上肢持物时（如悬空握笔、持筷、提水桶等）抖动明显，遇劳累和生气时上肢抖动幅度加大。患者自述平素容易疲劳，头部沉重感明显，有时自觉头重脚轻，自觉情绪紧张时上肢肌肉紧张，口干口渴，夜间入睡困难，食欲不振，纳呆，进食后上腹有饱胀感，泛酸水，大便干，1～2 日一行，舌体偏瘦，舌边有齿痕，舌尖红，苔薄白，脉细。

西医诊断：帕金森病。

中医诊断：颤证（肝热生风证）。

治法：养血柔肝，清热祛风。

处方：白头翁 12g，黄连 12g，黄柏 10g，秦皮 10g，白芍 30g，当归 12g，茯苓 30g，白术 12g，炙甘草 6g，大黄 6g，酸枣仁 30g，知母 12g，淫羊藿 18g，仙茅 12g，巴戟天 12g，陈皮 12g，香附 12g，枳壳 30g，煅牡蛎 30g，黄芪 30g，党参 12g，珍珠母 30g，钩藤 30g。10 剂，水煎服，每日 1 剂，分 2 次服，早晚各一次，饭后半小时服用。嘱患者忌茶叶、生冷、辛辣，避免生气和劳累。

二诊：患者服上方后，右上肢震颤、出汗减轻，大便已通畅，左侧上肢仍震颤明显，食欲较前好转，仍失眠，二便调。舌红，苔薄白，脉沉细。上方去大黄，加地黄 20g、墨旱莲 30g、女贞子 12g。10 剂，水煎服。

三诊：患者左侧上肢震颤减轻，口干、口渴、腹胀减轻，上肢肌肉紧张感较前明显减轻，睡眠时间较前增加，二便正常，舌淡红，苔薄白，脉细。原方加丹参 12g、红花 12g，10 剂，水煎服。

四诊：患者双上肢震颤发作次数、持续时间较初诊明显减轻，近端颤幅较前明显减轻，可以正常握笔写字，但是穿针引线不能完成，烦躁易怒较前减轻，出汗消失，食欲较初诊明显好转，纳可，已能正常入睡，但是睡眠时间短，舌红，苔薄，脉弦细。上方去煅牡蛎、黄芪，加桃仁 10g。10 剂，水煎服。

五诊：患者头摇晃已不发作，双上肢肌肉紧张感消失，左侧上肢见轻微颤抖，口干欲饮，纳眠可，二便调，舌红，苔薄白，脉细。上方加鳖甲 20g，10 剂，水煎服。

六诊：患者左侧肢体轻微震颤，双上肢肌肉无紧张感，安静休息或睡眠时颤抖消失，已不影响正常生活，纳可，眠安，舌质红，苔薄，脉细弱。患者病情稳定，嘱上方做水丸继续服用，每天 2 次，每次 9g。嘱患者平时避免情志紧张，随访 6 个月，病情稳定。

按语：本案患者以双上肢震颤为主要临床表现，徐老认为该患者主要病机为肝郁血虚生热，血热生风，治疗必须疏肝解郁清热，佐以健脾益气。方选白头翁、黄连、黄柏、秦皮为君药，非苦寒而不能清肝热；白芍、当归、茯苓、白术养肝血；二仙汤补肾阴肾阳，滋水以涵木；大黄化瘀通便。患者长期肝气郁结，二诊时加用地黄、墨旱莲、女贞子养肝柔肝。三诊时，患者脾之运化功能明显改善，腹胀明显减轻，食欲好转，胃纳恢复，二便通畅，故继续加大活血化瘀的力量，加用丹参、红花。四诊时，患者肢体震颤明显减轻，汗出消失，故减去牡蛎散。脉弦细，仍有瘀象，加用桃仁活血化瘀。五诊时，患者头摇晃已不发作，肝风已经消除，患者口干，存在阴虚内热情况，加用鳖甲。六诊时，患者肢体基本无震颤发作，但是本病病程时间长，容易反复，本虚标实，需要进行守方巩固疗效，予上方做水丸继续服用。纵观治疗全过程，谨遵清肝热、补肝虚这一原则，本病发病复杂而善变，唯有紧扣病机，伏龙雷之象，圆机活变，遂使多年痼疾得解。

第七节　痉　证

痉证是指由于筋脉失养引起的以项背强直、四肢抽搐，甚至口噤、角弓反张为主要临床表现的一种病证。西医学中的流行性脑膜炎、流行性乙型脑炎、癫痫、破伤风以及各种原因引起的高热或无热惊厥等属于本病范畴。《中医临床诊疗术语》中论述了痉证是"因外感六淫或瘟热疫邪等塞滞经络，引动肝风，或因过汗、失血、久泻，阴虚血亏，虚风内动，筋脉肌肉失却濡养而不能自主所致。临床以项背强急、四肢抽搐，甚则口噤，角弓反张等为特征的肝系病"。

一、历史沿革

"痉病"的记载最早见于《五十二病方》，其云："索痉者……筋（挛）难以信（伸）。"其按照病因分类将痉病分为伤痉和婴儿索痉，病因分别为伤后受风和产后感湿。并指出痉证与风寒湿邪关系最为密切，临床应明确鉴别痉病与瘛疭。痉病起病急、多为实证；瘛疭起病缓、多为虚证。二者在病因、证候和治法均不同。

痉证的理论雏形见于《黄帝内经》，《素问·至真要大论》云："诸痉项强，皆属于湿。"《素问·生气通天论》云："因于湿，首如裹，湿热不攘，大筋软短，小筋弛长，软短为拘。"同样表明了湿邪致痉。《灵枢·经筋》中也论述了"经筋之病，寒则筋急"的观点，为外邪致痉奠定了理论基础。依据外感邪气的不同，可分为"风痉"和"热痉"。《灵枢·热病》云："热而痉者死……风痉身反折，先取足太阳之腘中及血络出血；中有寒，取三里。"《素问·气厥论》云"肺移热于肾，传为柔痉"，提出"柔痉"之名。

"痉病"一词最早见于东汉张仲景《金匮要略》，其云："病者身热足寒，颈项强急，恶寒，时头热，面赤目赤，独头

动摇，卒口噤，背反张者，痉病也。"张仲景在阐述痉证的成
因时，将其归因为①外感六淫，即"太阳病，发热无汗，反
恶寒者，名曰刚痉""太阳病，发热汗出而不恶寒，名曰柔
痉""太阳病，其证备，身体强几几然，脉反沉迟，此为痉"。
②误治，导致津液亡失、经络失养而致痉病。《金匮要略·痉
湿暍病脉证第二》云"太阳病，发汗太多，因致痉""疮家虽
身疼痛，不可发汗，汗出则痉"。③新产血虚，汗出中风致
痉，《金匮要略·妇人产后病脉证治第二十一》云："新产妇人
有三病，一者病痉，二者病郁冒，三者大便难……新产血虚，
多汗出……故令病痉。"

隋代巢元方在《诸病源候论》中称本病为"风痉"，《诸
病源候论》论其临床特征为"口噤不开，脊强而直，如发痫之
状""诊其脉，策策如弦，直上下者"。巢元方首创"金疮痉"
病名，并揭示其发病多为"血脉虚竭"所致。

明代张介宾在《景岳全书》中明确指出痉病的病位在经
络，病因是血虚。《景岳全书》云"患谓痉之为病，强直反张
病也，其病在筋脉……其病在血液，血液枯燥，所以筋挛"，
并提出了"内伤致痉"的理论，补充了仲景致痉成因之不足。

清代吴鞠通则进一步将痉证概括为虚、实、寒、热四大
纲领，《温病条辨》云："六淫致痉，实证也；产后亡血，病
久致痉，风家误下，温病误汗，疮家发汗者，虚痉也；风
寒、风湿致痉者，寒证也；风温、风热、风暑、燥火致痉
者，热痉也。"

总之，这些经过千百年来无数医家反复实践所积累的临
床经验和理论知识的结晶，对我们今天对于流行病的认识和辨

证施治，依然有着不可忽视的参考意义。

二、病因病机

《临证指南医案》云："肝为风木之脏，因有相火内寄，体阴用阳，其性刚，主动主升……倘精液有亏，肝阴不足，血燥生热，热则风阳上升，窍络阻塞……甚则瘈疭痉厥矣。"痉证为筋脉之病，清代吴鞠通曾言"要知痉者，筋病也，知痉之为筋病，思过半矣"。本病病位在肝，肝的气血充足，筋膜得其所养，则筋力强健，运动灵活。《景岳全书》云："愚谓痉之为病，强直反张病也。其病在筋脉，筋脉拘急，所以反张。其病在血液，血液枯燥，所以筋挛。"其主要病机为阴阳失调，阳动而阴不濡，筋脉失养。

（一）病因

1. 感受外邪

外感风寒湿邪，邪阻经络，使气血运行不畅，筋脉失养，拘挛抽搐而致痉；外感温热之邪，或寒邪郁而化热，消灼津液，筋脉失于濡养；或热入营血，引动肝风，扰乱神明，而致痉证。

2. 久病过劳

久病不愈，气血耗损，精气亏虚，血行不畅，瘀血内阻，筋脉失濡；久病虚损，脏腑功能失调，或脾虚无以运化水湿，或肝火灼津，或肺热灼伤津液等，皆可生痰，痰浊阻滞经脉，筋脉失养而发痉。

3. 误治或失治

误用或过用汗、吐、下法，导致阴精耗散；汗证、血证、体虚等失治，精气亏虚，不能行津，导致津伤液脱，亡血失精，筋脉失濡，可发生痉证。

（二）病机

1. 外邪侵袭，邪壅经络

《温病条辨》提出"六气皆能致痉"，若感受外邪，留滞壅塞于经络，气血不能运行，筋肉失养而拘急发痉。正如《金匮要略方论本义》所言"脉者，人之正气、正血所行之道路也。杂错乎邪风、邪湿、邪寒，则脉行之道路，必阻塞壅滞，而拘急蜷挛之证见矣"。若外感风邪，则"风客淫气，精乃亡，邪伤肝也"，脉络失其精血津液的濡养，发为痉证；若寒邪外客，以寒为阴邪，主收引又伤阳气，寒客脉道，经脉拘急失养而成痉；若感受湿邪，湿性黏滞而困脾，继则中焦呆滞，气机不发，脏气壅闭，脉道失养，演生痉病等。

2. 热甚发痉，筋脉失养

热甚于里，实热内结，消灼阴液致痉者；或热盛动风，或热灼津液，或情志过激，内生肝火等，使经脉不利而发痉，如《温热经纬》云"火动则风生而筋挛脉急"；或以急下存阴之法，治疗阳明热痉，外感热邪不解，邪热内传阳明，阳明热盛，消灼津液，筋脉失于濡养，引发痉病；或热病伤阴，邪热内传营血，热盛动风致痉者，如《临证指南医案》所言"五液劫尽，阳气与内风鸱张，遂变为痉"。

3. 久病失养，痰瘀内阻

《丹溪心法》提出了痉病的病因是"气虚有火兼痰"，清代王清任提出"气虚血瘀致痉"的理论。《灵枢·邪客》云："邪气恶血固不得住留，住留则伤筋络骨节，机关不得屈伸，故拘挛也。"痰瘀血阻滞筋脉，导致血络不通，肢体筋脉失养出现强直及屈伸不利而发为痉病。

4. 误汗误下，阴血亏损

多由误治或他病所致。误治者，即汗、吐、下太过，阴精耗散；他病所致者，即产后失血或汗证、血证、呕吐、泄泻、久病体虚等，伤精损液，导致津伤液脱，亡血失精，筋脉失养，虚风内动成痉。如《景岳全书》云："凡属阴虚血少之辈，不能营养筋脉，以致搐挛僵仆者。"《温病条辨》云："以久病致痉而论，其强直背反瘛疭之状，皆肝风内动之为也。"此即阴虚生风、血虚生风之谓。

5. 气血内虚，脾失健运

脾主运化水谷精微，脾气健运则四肢百骸、筋肉方能得以濡养；脾胃功能失常，既不能运化水谷以化生气血，也不能转输精微，五脏失其滋养，筋脉失其充煦而致四肢乏力、行动不利，即《医宗必读》"阳明者，胃也，土纳水谷，化精微以滋养表里……下润宗筋""阳明虚则血气少，不能润养宗筋，故弛纵，宗筋纵则带脉不能收引"之意。

6. 阳气虚损，水湿内停

阳气虚损，则气机升发不足，致气机不畅。阳主动，即阳气主宰人体一切生命活动，阳气通达不畅从而生发受阻，水湿内停，无以养筋，亦会引起活动障碍，正如《素问·生气通天论》所云"阳气者，精则养神，柔则养筋"。

三、中医诊断

1. 多突然起病，项背强直，四肢抽搐，甚至角弓反张为其主要特征。

2. 部分危重患者可伴有神昏谵语等意识障碍。

3. 发病前多有外感或内伤等病史。

4. 颅脑 CT、颅脑 MR、脑脊液等检查明确诊断。

四、中医治疗

徐老认为痉证当从肝论治，提出"急则柔肝，缓则益损"之治法。治实当先祛除邪气，如风寒湿邪等，邪去正安，痉可自止；治虚当养血滋阴，舒筋止痉。虚实错杂者，多为正气不足，六淫外侵，邪气内蕴，邪气与正邪相交而成，故阴阳失衡，筋失濡养而发痉，当标本并治，用泄热存阴、益气化瘀、温阳祛湿等法治疗。

（一）治疗原则

1. 从肝论治

痉证与肝关系密切，当从肝论治。肝主疏泄，司阳气之敷布，阳气者，精则养神，柔则养筋，筋的生理功能依赖肝之阳气的温养和肝血的荣润。或因肝风内动，风中经络，筋脉拘挛，甚则抽搐，当息风止痉，舒筋活络。《杂病源流犀烛》云："血虚无以荣筋，因拘急而惕惕然跳，且四体百骸，亦眴眴然动，是筋惕肉眴。"或因肝血亏虚日久，耗损阴液，可出现肝阴亏虚，水不涵木，日久则肝肾阴虚，或肝气肝火亢盛，日久耗损阴液，阴不系阳，则出现阴阳亏虚。

2. 急则柔肝，缓则益损

《素问·脏气法时论》云"肝苦急，急食甘以缓之"，亦即《难经》"损其肝者，缓其中"之义。《类证治裁》云："肝为刚脏，职司疏泄，用药不宜刚而宜柔，不宜伐而宜和。"叶天士认为"肝为刚脏，非柔润不能调和"。因此对于肝体木硬，肝失柔润，应以润药柔肝，以柔为补，避免过度伐肝、镇肝。

益其损、顺其性为补，肝藏血，能濡养全身脏腑，肝阴虚和肝血虚常常相互影响，肝血亏虚日久易耗损阴液，可出现肝阴亏虚。肝阴亏虚，水不涵木，日久则肝肾阴虚，或肝气肝火亢盛，日久耗损阴液，阴不系阳，则出现阴阳亏虚。当阴阳兼顾，采用滋肝潜阳之法，又兼顾气血运行。

3. 治分虚实

实证以祛邪为主。感受风、寒、湿、热之邪而致痉者，邪中于体表经络致肢体拘急屈伸不利，以致筋脉失和而挛急收引，治当以祛邪为主，祛风散寒，清热胜湿，择而用之。症见项背强急，甚则角弓反张，兼头痛恶寒无汗者为刚痉，为寒邪偏胜，宜解肌发汗。若兼见发热汗出者为柔痉，乃风邪偏胜，宜和营养阴。若兼见肢体酸重，苔腻脉缓者，为湿邪偏胜，宜散寒祛风燥湿。热甚发痉，症见项背强急，甚则卧不着席，手足挛急，口噤，发热胸闷，腹满便秘，小便短赤，苔黄糙，脉弦数，治宜泄热存阴、生津润燥。若为温热病邪内传营血，热盛动风者，治当清热平肝、息风镇痉。痰瘀阻滞而致痉者，兼头痛昏蒙，神识呆滞，胸脘满闷，呕吐痰涎，舌暗红，苔薄黄，治以豁痰祛瘀、息风镇痉。

虚证以补养为主。阴血亏虚而致痉者，症见项背强直，四肢搐搦，头晕目眩，自汗，神疲气短，舌淡红，脉弦细，治以养血滋阴、舒筋止痉。平素气血两虚，或大汗、大下、大失血之后，项背强急，四肢抽搐，舌质淡，苔薄，脉弦细，属气血两虚者，治当益气养血、祛风解痉。

虚实兼杂者，宜分别主次兼顾调治，标本兼顾，有常有变，灵活运用。

4. 温阳祛湿法的应用

《素问·生气通天论》云："阳气者，精则养神，柔则养筋。"阳气充足则肌肉关节柔顺和利，阳气不足，血脉失于流畅，筋脉关节失于温煦则会筋急而挛发生挛缩之症。张景岳云："人之生气，以阳为主，难得而易失者惟阳，既失而难复者亦惟阳者。"徐老崇尚经方，且善于总结和创新，在学习中医先贤的基础上，结合自己多年的临床经验进一步深化。徐老认为痉证阳虚寒胜湿阻者，可灵活运用仲景少阴寒化证中的助阳散寒化湿法，用方选四逆汤、附子汤、真武汤等加减。张景岳亦云："阳虚者，宜补而兼暖，桂、附、干姜之属是也。"正所谓"益火之源，以消阴翳"。此外，徐老尤喜用巴戟天、肉苁蓉、淫羊藿、仙茅、熟地黄、知母等药。其中巴戟天、肉苁蓉均为肾经血分药，以补命门相火不足；淫羊藿味辛、甘，性温，能益精气，乃手足阳明、三焦、命门药也，真阳不足者宜之；仙茅为补三焦命门之药；熟地黄、知母以滋肾水、润肾燥而滋阴，补肾中元气。正合景岳云"善补阳者，必于阴中求阳，则阳得阴助而生化无穷"之意。

（二）用药特点

1. 常用方药

（1）解痉汤

徐老认为面肌痉挛应当从肝论治，肝经有热，湿热熏蒸上犯面目所致，面部肌肉失于濡养，则肌肉眴动。其基本治疗原则为凉肝解毒、清热润燥、调畅气机，治以解痉汤加减为宜。本方是在白头翁汤基础上加逍遥散而成，《伤寒论》云"热利下重者，白头翁汤主之"，方中白头翁善入肝经血分，息肝风凉肝血。秦皮、黄连、黄柏均为苦寒之品，能清热燥湿泻火；当归、白芍养血柔筋，祛风而不伤津，与柴胡联用，可既补肝之体，又助肝之用，符合肝"体阴而用阳"。又因气能生血，故用白术、茯苓益气健脾以助生化之源。炙甘草调和诸药。诸药合用，使肝风得解，湿热得清，气机得调，诸症自愈。

（2）附子汤合羌活胜湿汤

徐老认为痉挛性斜颈的病机为阳虚，湿阻经脉，筋脉失养。治以助阳化湿，祛风胜湿，以附子汤合羌活胜湿汤加减。《伤寒论·辨少阴病脉证并治》云："少阴病，得之一二日……其背恶寒者，当灸之，附子汤主之……少阴病，身体痛，手足寒，骨节痛，脉沉者，附子汤主之。"羌活胜湿汤出自李杲的《内外伤辨惑论》，《医方考》云："外伤于湿，一身尽痛者，此方主之。"二方合用，令阳气允，湿邪祛，经脉通，则筋脉得养。方中附子为大辛大热之品，具有回阳救逆、补火助阳、散寒止痛之功，既温补通行十二经诸身阳气，回阳救逆，所谓有形之阴津不能速生，无形之阳气当以急固，又可除寒湿、利水气。党参补益脾胃之气，白术健脾燥湿的同时又可以补益脾气，白术与茯苓同用健脾利水，标本同治。与附子相伍，温里阳，逐湿邪。白芍利小便，行水气，养阴柔肝舒筋，与附子同用以阴中求阳，同时亦可防止附子燥热伤阴。羌活、独活、防风皆为风药，均有祛风之功。羌活、独活二药辛苦燥湿，祛一身风寒湿邪；防风乃风中润剂，祛风胜湿而不燥，可制约羌活、独活之辛燥。蔓荆子主筋骨间寒热。葛根解肌散邪可解气滞，升津液以缓筋脉失于濡润所致之挛急。川芎、当归有祛风止痛、活血行气之功，引诸药上行至头颈，又有"治风先治血，血行风自灭"之意。

（3）真武汤

抽动障碍为本虚标实之证，本虚责之阳气虚损，标实责之水气内停。儿童体质阳气易虚，《灵枢·逆顺肥瘦》云："婴儿者，其肉脆血少气弱。"《小儿病源方论》云："夫小儿脏腑娇嫩，皮骨软弱，血气未平，精神未定，言语未正，经络如丝，脉息如毫。"小儿处于生长发育阶段，脏腑娇弱，"稚阴稚阳"，阴阳尚未充实，功能尚未健全。若后天调养失当，极易导致阴阳虚损。若阳气虚损，则神不能灵通变化，出现精神失常，经筋不能运动便利，阳气不能鼓舞脏腑气化，脏腑功能失调、气机失常，导致水邪停聚，泛溢周身，水气客于脉道，气血无所寄宿，不能荣养周身筋脉肌肉，虚而生风，则出现抽动障碍。治当温阳利水，方选真武汤加减。真武汤出自《伤寒论》，为温阳利水的基础方剂。方中附子性味辛热，辛能行水气，热能温脾肾、助阳化气，正所谓"益火之源，以消阴翳"，配伍茯苓、白术、生姜，化气行水，散寒除湿。白芍酸寒，利小便，行水气，养阴柔肝舒筋，与附子同用，阴中求阳的同时亦可防止附子燥热伤阴。白术健脾制水气。茯苓渗水气，又可宁心健脾，安神定志。全方配伍精简，寒热并用，通补并施，阴阳互济，共奏温脾肾、利水气、调阴阳、舒筋肉、益精神之功。

2.药物分析

（1）柴胡

柴胡味苦、辛，性微寒，归肝、胆、肺经，有解郁疏肝、升举阳气之效。《本草纲目》载其"治阳气下陷，平肝胆三焦包络相火，及头痛眩运，目昏……诸疟"。现代药理研究表明，柴胡有镇静止痛、降温镇咳、消菌抗炎、保肝利胆、降血压及血脂等作用。

（2）党参

党参味甘，性平，归脾、肺经，可补益脾胃之气。现代药理研究表明，党参具有增强机体免疫力、保护心肌细胞、保护神经、保护胃肠道黏膜、调节血糖、抗氧化、抗疲劳、抗菌、抗病毒、抗肿瘤等多种作用。

（3）羌活

羌活味辛、苦，性温，归膀胱、肾经，可解表散寒、祛风除湿、止痛。羌活具有明显的抗炎、抗氧化、抗心律失常、抗菌、抗癌细胞增殖、解热镇痛等作用。

（4）独活

独活味辛、苦，性微温，归肾、膀胱经。现代药理研究表明，独活具有抗炎、镇静、镇痛、催眠、降压、抗心律失常、抗凝血、抗肿瘤等药理活性。

（5）防风

防风味辛、甘，性微温，归膀胱、肝、脾经。有祛风解表、胜湿止痛、止痉的功效。其在解热、镇痛、抗炎、抗菌、抗肿瘤、抗惊厥等方面显示出积极的作用，还具有抗过敏、抗动脉粥样硬化和护肝的作用。

（6）蔓荆子

蔓荆子主筋骨间寒热，具有疏散风热、清利头目之功效，临床主要用于外感风热、头痛、齿龈肿痛、目赤多泪等症。现代药理学研究表明，蔓荆子具有抗炎、抗氧化、解热镇痛、抗肿瘤等多种生物活性。

（7）生姜

生姜味辛，性微温，归肺、脾、胃经，温中散寒，回阳通脉，燥湿消痰。现代药理学研究表明，生姜具有抗凝、升压、降血脂、抗炎、利胆保肝等作用。

五、医案举隅

案例 1

李某，男，18 岁。2021 年 10 月 12 日以"四肢痉挛，行走不稳，头颈向右扭转 2 年余"为主诉就诊。

患者两年前曾因精神刺激出现双上肢抖动，继而四肢颤抖，头颈部向右扭动，步态不稳，头向后仰、挺胸，情绪波动时加重，睡眠后症状消失。曾在当地医院住院，诊断为肌张力障碍综合征，给予尼可林、卡马西平等药治疗，收效甚微。为求进一步治疗，前来我院就诊。现症见四肢痉挛，步态不稳，头颈向右扭转，头后仰，挺胸，情绪波动时加重，睡眠后症状消失，腰背痛，手足厥冷，语言欠利。纳可，眠一般。二便调。舌质淡，苔白微腻，脉弦滑。

体格检查：患者发育营养良好，神志清楚，语言欠流利，头颈向右扭转，四肢肌力正常，双下肢肌张力偏高，肱二头肌（++）、肱三头肌（++），双膝反射（+++），左侧霍夫曼征（+），右侧霍夫曼征（±）。余未见明显异常。

西医诊断：痉挛性斜颈。

中医诊断：痉证阳虚湿阻证。

治法：助阳化湿，祛风胜湿。

处方：附子汤合羌活胜湿汤加减。

炮附子12g，党参20g，茯苓30g，白术12g，白芍30g，羌活12g，独活12g，防风12g，蔓荆子12g，葛根20g，黄柏10g，当归12g，川芎12g。14剂，水煎服，每日1剂。

二诊：患者症状稍缓解，头颈仍向右扭转，腰背痛较前好转，仍手足厥冷，无步态不稳，纳眠可，二便调。上方加怀牛膝、肉苁蓉，以补益肝肾，继服14剂。

三诊：患者症状明显缓解，仅感腰软无力，双下肢发凉怕冷，纳眠可，二便调。上方加狗脊、五加皮，以补肝肾壮筋骨，继服7剂。

四诊：患者诸症悉除，仅双膝反射稍强，左侧霍夫曼征（±）。患者症状基本缓解，予上方继服，以巩固疗效。

按语：根据患者病史，诊为痉挛性斜颈。痉挛性斜颈属痉证范畴，本病的病位在颈项筋脉，强直、抽搐等症状均为筋脉失养所致，其机制虽然复杂，但不外乎邪壅经络、气血亏虚。治疗以保津液、养阴血、通筋脉为宜。

患者久病后阳气渐虚，阳虚则寒湿内阻，经脉肢节失于温养，故项背强急，四肢痉挛；阳虚不能外达，则腰背痛、手足冷。病机为阳虚，湿阻经脉，筋脉失养。治以助阳化湿，祛风胜湿。《素问·生气通天论》云："阳气者，精则养神，柔则

养筋。"阳虚寒胜湿阻者，可灵活运用仲景少阴寒化证中的助
阳散寒化湿法，方选附子汤合羌活胜湿汤加减。附子汤助阳化
湿，风能胜湿，故合以羌活胜湿汤，以诸风药辛温升散，祛风
胜湿，兼通关节。经治疗，患者项背强急、四肢瘛疭诸症渐
缓，然诸症仍在，加肉苁蓉入肾经血分，以补命门相火，《本
草汇言》言"肉苁蓉，养命门，滋肾气，补精血之药也"；怀
牛膝补肝肾，强筋骨，逐瘀通经。《滇南本草》言牛膝"止筋
骨疼痛，强筋舒骨"。三诊时，患者症状明显缓解，仅感腰软
无力，双下肢发凉怕冷。加用狗脊与五加皮，《本草再新》记
载狗脊"坚肾养血，补气"，又言五加皮"化痰除湿，养肾益
精"。两者合用，祛风胜湿、通络止痛、补肝肾、强筋骨之效
更佳。四诊时，患者诸症悉除，嘱患者继服上方，巩固疗效，
以防复发。

案例 2

张某，女，54 岁。2021 年 9 月 14 日，因左侧面部肌肉不
自主抽搐 10 天就诊。

患者既往有左侧面瘫病史，经治疗后出现左侧面部不自
主抽搐，未系统治疗，现为求中西医结合系统诊治，来我院就
诊。现症见患者左侧面部肌肉不自主抽搐，无疼痛，平素纳眠
可，二便调。舌淡红，苔少色白，脉弱。

西医诊断：面肌痉挛。

中医诊断：痉证（肝经热盛证）。

治法：养血平肝，清热息风。

处方：逍遥散合白头翁汤加减。

当归 12g，白芍 70g，柴胡 12g，茯苓 30g，炒白术 12g，

炙甘草 8g，白头翁 12g，黄连 10g，黄柏 10g，秦皮 10g，桑枝 30g，川芎 20g，山茱萸 30g，合欢皮 30g，夜交藤 30g。7剂，水煎，每日 1 剂，分 2 次服。

二诊：患者服药有效，面部肌肉不自主抽搐较前减轻。将上方白芍改为 80g，14 剂，每日 1 剂，水煎服。

3 个月后随访，患者诸症好转。

按语：面肌痉挛属中医"痉证"范畴。痉证的发生主要因外邪壅络、热盛津伤、痰瘀壅滞、阴血亏虚等，导致气血运行不利；或热盛动风，消灼津液；或痰瘀内生，滞塞筋脉；或气血亏虚，阴津不足，进而筋脉失于濡养，筋脉拘急，发为痉证。本案患者为中年女性，素体阴虚血虚，面部筋脉失养而发病。痉证病位在筋，筋内属于肝，面肌痉挛发病时不自主抽搐，其症似风，《素问·至真要大论》云："诸风掉眩，皆属于肝。"面肌痉挛当从风从肝论治。处方以逍遥散合白头翁汤加减而成，以养血平肝、泄热息风为则。方中当归、白芍养血养阴，尤其重用白芍，白芍味苦、酸，性微寒，入肝、脾经，有柔肝止痛、养血补阴之功。白头翁、黄柏、黄连、秦皮平肝泄热以缓急，另有"泻南补北"之意。茯苓、白术、甘草健脾益气，其一，防寒性药物伤脾，其二，"见肝之病，当先实脾"，有未病先防之意。柴胡疏泄肝气，并引诸药至肝经，以达养血清热、疏肝解痉之功。桑枝、夜交藤、合欢皮养肝安神，通络解痉。川芎、山茱萸养血活血，补肝养阴。

纵观本案，以肝经热盛为机，徐老在养血平肝、清热息风的同时，重用白芍。体现了徐老治疗本案时重在扶正补阴，养血柔肝，佐以清热息风的特点。

第八节　痫　证

痫证，又称为"癫痫"，是一种反复发作性神志异常疾病。主要是由痰、火、瘀以及先天因素等致气血逆乱，蒙蔽清窍而发病。发作时精神恍惚，甚则突然仆倒，昏不知人，两目上视，口吐涎沫，四肢抽搐，或口中怪叫。发作前可伴有胸闷、眩晕等先兆，亦可受声、光、电等物理、化学刺激而诱发，发作后常伴有神疲、乏力等症状。自新生儿至老年均可发病。

一、历史沿革

中医对痫证的认识源远流长，春秋战国时期，本病始称"颠疾"，属"胎病"。如《素问·奇病论》云："人生而有病颠疾者……病名为胎病，此得之在母腹中时，其母有所大惊，气上而不下……故令子发为颠疾也。"不仅指出本病病位在颠，还指出本病发生与先天因素有关，母亲孕期受惊吓，惊则气乱，可导致小儿痫证的发作，并阐明了痫证发病与脑的内在联系。《素问·长刺节论》云："病初发，岁一发，不治月一发，不治月四五发，名曰癫病。"指出了痫证的发作具有反复性，且有缠绵难愈的临床特征。东汉时期，张仲景在《伤寒论》中将痫证的症状描述为"若被下者，小便不利，直视失溲；若被火者，微发黄色，剧则如惊痫"，并创立了柴胡加龙骨牡蛎汤治疗本病。

隋唐时期，医家对痫证病因和发病的临床表现有了详细的描述。如巢元方在《诸病源候论》中指出"惊痫者，起于惊怖大啼，精神伤动，气脉不定，因惊而发作成痫也"。其对本病的临床表现有确切描述，如"其发之状或口眼相引而目睛上摇，或手足掣纵，或背脊强直，或颈项反折"。他又根据痫证"或因乳食不节，或因风冷不调，或更惊动"的发病原因，将小儿痫证分为食痫、风痫、惊痫3种，并提出预防、护理措施。孙思邈在《备急千金要方》中言"病先身热掣疭、惊啼叫唤，而后发痫。脉浮者为阳痫，病在六腑，外在肌肤，犹易治也；病先身冷、不惊掣、不啼呼，而病发时脉沉者，为阴痫，病在五脏，内在骨髓，极难治也"，将痫证分为阴痫和阳痫两类。同时，该书记载了小儿痫证的病因证治，还根据痫证的临床发作特点，将本病又分为"五脏痫""六畜痫"等，并创立30余首治痫方药。为后世医家治疗痫证，提供了重要参考。

宋金元时期，医家对痫证病因病机的认识进一步成熟，逐渐认识到风、痰、热、惊等因素对本病的发生有重大的影响。《济生方》认为本病的发病与相应五脏的脏气功能失调有关，并依据中医的五行学说将本病称之为"五畜痫"。《济生方》云："夫癫痫病者，皆因惊动，使脏气不平，郁而生涎，闭塞诸经，厥而乃成，或在母胎中受惊，或少小感风寒暑湿，或饮食不节，逆于脏气。"指出痫证除七情所伤、先天胎疾等病因外，外感六淫、饮食不节或因患他疾等，均可使脏腑受损，积痰内伏，若遇起居失调、情志不畅、劳作过度等，可导致气机逆乱而引发痰邪上扰，闭塞脑窍，壅塞经络，发为痫证。《幼幼新书》指出痫证的基本病机为"邪气在心""风涎及邪塞窍"。《扁鹊心书》提出"七情致病",并给予了相应的治疗方法。刘完素用珍珠丸治小儿惊痫,以厚朴丸治风痫病不能愈者。张从正将本病病位定之为肝,其在《儒门事亲》中指出"大凡风痫病发,项强直视,不省人事,此乃肝经有热也"。治疗时应先以葶苈苦酒汤吐之,后服泻青丸以下之。朱丹溪认为痫证病因主要责之于痰,病位在心,乃痰涎蒙闭孔窍所致,其在《丹溪心法》中指出"非无痰涎壅塞,迷闷孔窍",主张治疗时应注重化痰为先,对后世影响深远。

明清时期,对痫证的病因、病机及证治等方面均有较完备的阐发,而对痫证的辨证论治也日趋完善。《医学心悟》云:"痫证……虽有五脏之殊,而为痰涎则一,定痫丸主之。"明代龚信认为痫证"皆是痰迷心窍"。虞抟在《医学正传》中指出"痫病独主乎痰,因火动之所作也,治法,痫宜乎吐",并且选录了历代治痫名方如:龙脑安神丸、朱砂滚痰丸、控涎丹、牛黄泻心汤等。《慎斋遗书》认为痫证"系先天之元阴不足,以致肝邪克土伤心"。张景岳认为痫证既有真阴不足,又有虚中夹实。其言:"阴盛阳衰及气血暴脱而绝无痰火气逆等病者,则凡四君、四物、八珍、十全大补等汤或加干姜、桂、附,皆所必用。"《奇效良方》云:"痰痫为病,此患似张狂,作之不常,或半年一作,或一年或一月,或一日一次,或一日三次,一身惊搐,不废手足,不废头目,其人张狂,如梦中,如半醉,灯下不知人,皆从梦寐中作,所以无常也。忽耳不能闻,目不能视,如狂。"指出该病发作突然,易于反复。王清任在《医林改错》中认为痫证与元气不足、瘀滞脑髓有关,并自创龙马自来丹及黄芪赤风汤治疗。

二、病因病机

痫证多因情志失调、外感六淫、先天禀赋不足、脑部外伤、饮食不节等导致脏腑功能失调，风痰内阻，清阳被蒙，元神失控而发。

（一）病因

1. 情志失调

主要责于惊恐。《素问·举痛论》中就有"百病生于气也。怒则气上，喜则气缓，悲则气消，恐则气下……惊则气乱……思则气结"的记载。突发惊恐，或在强烈、长期性的情志刺激下，超出了正常的生理范围，造成机体气机逆乱，损伤脏腑，可导致疾病的发生。巢元方在《诸病源候论》中记载"惊痫者，起于惊怖大啼，精神伤动，气脉不定，因惊而发作成痫也"，明确指出了情志失调是导致痫证发作的一个重要因素。龚廷贤在《寿世保元》中云："盖痫疾之原，得之惊，或在母腹之时，或在有生之后，必因惊恐而致疾。盖恐则气下，惊则气乱。恐气归肾，惊气归心……故令风痰上涌而痫作矣。"《针灸逢原》云："盖小儿神气尚弱，惊则肝胆夺气，而神不守舍，舍空则正气不能主，而痰邪足以乱之。"说明小儿脏腑娇弱，元气未充，更易因惊恐发生本病。此外，悲忧过度、喜怒无常等因素均可导致机体气机逆乱，引起脏腑功能紊乱而发病。

2. 外感六淫

外感六淫是导致痫证发作的常见致病因素。"风为百病之长""风善行而数变""诸暴强直，皆属于风"，说明风邪内侵是痫病发生的重要致病因素。《诸病源候论》云："风痫者……风邪所中，或衣厚汗出，腠理开，风因而入。"提示风淫入侵，致痫发生。《石室秘录》云"羊癫之症……痰迷心窍，因寒而成"，提出了寒邪与痫证发病的关系。《古今医鉴》云"夫痫者……原其所由……或为六淫之邪所干"，其指出了六淫之邪皆能导致痫证发生。

若外感时疫毒或脑内寄生虫时，内生毒热，上冲犯脑，损伤脑髓，脑神不安则成痫。如《灵枢·五乱》云："乱于头，则为厥逆，头重眩仆。"

3. 先天禀赋不足

痫证发病于幼年者，多与先天因素有关，即"病从胎气而得之"。母亲怀孕期间，受惊吓，惊则气乱，胎气受损，影响小儿先天禀赋而患痫证。《素问·奇病论》云："病名为胎病，此得之在母腹中时，其母有所大惊……故令子发为癫疾也。"《幼幼集成》云："夫病至于痫，非禀于先天不足，即由于攻伐过伤。"巢元方云："其母怀娠，时时劳役，运动骨血，则气强，胎养盛故也，若待御多，血气微，胎养弱，则儿软脆易伤，故多病痫。"均明确指出先天因素是痫证发病的一个重要因素。

4. 脑部外伤

跌仆损伤脑部，或小儿出生时难产，均可损伤脑络，瘀血阻滞、脑神失养，使神志逆乱，发为痫证。瘀血是导致痫证发作的一个重要因素，鲁伯嗣在《婴童百问》中言"血滞之窍，邪风在心，积惊成痫"，《普济方》言"大概血滞心窍，邪气在心，积惊成痫"，均指出瘀血闭窍可发为痫证。

5. 饮食不节

饮食不节，食滞中焦以致食宿为痰，化热动风而为痫证。《诸病源候论》云"食痫者，因乳哺不节所致""诸方说癫……风惊食也"。《医学宗鉴》云"食痫食过积中脘，一时痰热使之然"均记载饮食因素可导致痫证，正所谓"伤食足以闭气，结气而成痫也"。

（二）病机

徐老认为痫证的发病与"痰"密切相关，"痰"是痫证发病的主要病理基础，是造成本病的中心环节。由于情志失调、先天禀赋不足、复感外邪、饮食劳倦及外伤误治等导致脾胃损伤，运化失司，痰浊内生，或损伤脑窍，瘀血内生而发病。

1. 痰浊蒙窍

《素问·经脉别论》云："饮入于胃，游溢精气，上输于脾；脾气散精，上归于肺；通调水道，下输膀胱。水精四布，五经并行。"指的就是肺、脾、肾三脏在水液运行中的作用和水液运化的全过程。在正常生理情况下，水液可正常输布，所以无痰以生。若肺、脾、肾、三焦脏腑功能失调，可致痰饮变生，留伏不去，变幻百端，上蒙清窍。痰浊是致痫的主要病机之一，治痫必先治痰，祛痰应贯穿治疗痫证的始末，正如朱丹溪所云"无非痰壅涎塞，迷闷孔窍"。痰为阴邪，黏腻胶着，若痰浊凝聚，影响气机，可蒙闭清窍而发病。

2. 风火内扰

内风之形成多与气、血、痰、火密切相关。《临证指南医案》云："内风，乃身中阳气之动变。"风胜则动，内风动越是痫证发作的诱因。风为阳邪，善行而数变，易兼他邪致病。若风邪与火及痰邪结合，火性炎上，上犯于脑，痰扰乱神明致痫发。此外，火热之邪易伤津耗气，损伤人体阴液，煎液为痰，阻滞脏腑经络，扰乱气血阴阳而引发痫证。若风阳痰火逆气不降，则见痫证大发作。《素问·至真要大论》云："诸风掉眩，皆属于肝。"肝主疏泄，具有主升、主动的生理特点，可调畅全身气机。若肝的疏泄太过，阳升引动肝风，血随气逆，气血逆乱于脑，则发为痫证。"肝主身之筋膜"，手足震颤，肢体麻木，屈伸不利，或抽搐，牙关紧闭，角弓反张等均与肝风内动有关。《儒门事亲》云"大凡风痫病发，项强直视，不省人事，此乃肝经有热也"，强调了肝经郁热可致痫。

3.脏器亏虚

脏腑亏虚、脑髓失养为痫证发病之本，脾主运化，脾可运化水谷精微，化生气血，并把化生的气血，吸收、转输到全身各脏腑，五脏六腑维持正常生理活动所需要的水谷精微，都有赖于脾的运化作用。由于饮食水谷是人出生之后维持生命活动所必需的营养物质的主要来源，所以说脾为后天之本，气血生化之源。《医宗必读》曰："一有此身，必资谷气，谷入于胃，洒陈于六腑而气至，和调于五脏而血生，而人资以为生者也，故曰后天之本在脾。"肾藏精，精生髓，髓聚上充于脑，主命门真火，为先天之本。肾所藏之精可根据机体的需要，重新输送至其他脏腑，成为脏腑功能活动的物质基础。故肾脏对其五脏之精的封藏及对各脏藏精功能的调控过程起关键作用。若脾肾两脏亏虚，则气血生成无源，影响机体气血津液的生成，造成髓海失养，脑髓失充，神明失主，脏腑功能失调而发病。

4. 瘀血阻窍

瘀血既是致病因素，又是病理产物。若久病正虚，正气亏虚，不能推动血液的运行而产生病理产物。若瘀血内结，妨碍气机，阻滞经脉，血行不畅，瘀阻脑络而发病。《素问·痹论》提出"病久入深，荣卫之行涩，经络时疏，故不痛"，即所谓久病及络，久病生瘀。痰瘀日久，郁久腐化，蕴结于脑，久则凝聚成毒，毒伤脑络，导致痫证反复发作，迁延不愈。

三、中医诊断

1. 起病多骤急，发作前常有眩晕、胸闷、叹息等先兆症状。

2. 突然仆倒，不省人事，两目上视，口吐涎沫，四肢抽搐，或口中怪叫，移时苏醒，除疲乏无力外，一如常人。

3. 多有先天因素或家族史，尤其病发于幼年者与此关系密切。

4. 每因惊恐、劳累、情志过极、头部外伤、劳欲过度、饮食不节或不洁等诱发。

四、中医治疗

痫证的发病，涉及多个病理环节，多种患病因素相兼致病。徐老根据病因病机的认识，考虑痫证发病以心脑神机失用为本，风、火、痰、瘀为标，按照急则治其标的原则，确立了豁痰开窍、平肝息风、活血通络、补益心脾等为痫证的治疗法则。

（一）治疗原则

1. 豁痰开窍

痫证的发病与痰密切相关。百病皆由痰作祟，痰具有阻滞经脉气血运行、影响气机升降、蒙蔽心神等特点，《医学纲目》云："癫痫者，痰邪逆上也。"《古今医鉴》云："夫痫者有五……皆是痰迷心窍，如痴如愚。"均指出痰在痫证发病中起到决定作用。若久病素有痰饮，或运化不利，痰饮内生，影响气机升降失常，使清阳不升，浊阴不降，痰邪蒙蔽心神，而出现突然跌倒、昏不知人、口吐涎沫、两目上视、四肢抽搐等症状。故治疗痫证，必先治痰，并以此确立了豁痰开窍的治疗法则。

2. 平肝息风

肝为刚脏，体阴而用阳，调畅气机，主疏泄，其功能的异常与痫证发作有着密切的联系。《素问·至真要大论》云："诸风掉眩，皆属于肝。"《素问·生气通天论》云："阳气者，大怒则形气绝，而血菀于上，使人薄厥。"若肝疏泄太过，阳升引动肝风，或肝火过旺，火动生风，使气血逆乱于脑，均可致神机失用，而发为痫证，而出现抽搐、神昏等症。故临床多用平肝息风、清肝热之法，并根据病情轻重施法遣药。

3. 活血通络

脑为元神之府，赖以气血之涵养，若外伤或他疾致气血阻滞经脉，或阻滞脑窍，导致瘀血形成，阻塞脑窍，心神受扰，清窍闭塞，神机失用而发病。此外，瘀血与体内顽痰胶结为患，可阻塞气机，导致气机逆乱，又可壅阻脑络，互为因果，痰瘀互结蒙蔽神窍引发痫证。故临床多采用活血通络之法治疗痫证。

4. 补益心脾

身体素虚，脏腑机能低下，精血不足，脑髓失荣，神机失用而发本病。心为君主之官，神明出焉。主明则下安，主不明，则十二官危。心者，五脏六腑之大主也，精神之所舍也。若患者久病，暗耗心之阴血，心血不足，可导致心神失养而致神无所依，影响神志，诱发痫证发作。脾为后天之本，主运化，转运水谷精微，为水液升降输布的枢纽，若脾失健运，不能运化水湿，内生痰浊，上蒙清窍，酿成痫证发病的内因。故给予益气养血、补益心脾之法，临床上多用人参、酸枣仁、石菖蒲、远志等补益气血、安神益志等中药，以充后天之源，往往疗效显著。

（二）用药特点

1. 常用方药

徐老根据其多年临证经验，整理总结出了经验方治痫汤，临床取得较好的疗效。治痫汤由藿香、蜈蚣、全蝎、青礞石、郁金、砂仁、红参、胆南星、炒枳实、炙甘草、茯苓、陈皮、清半夏组成。针对本病的病机特点，全方以青礞石、蜈蚣、全蝎为君，其中青礞石为治疗实痰、老痰、顽痰之要药，其质重性坠，味咸软坚，可平肝镇惊，坠痰下气；蜈蚣、全蝎，息风止痉，散结通络，二者药性相似，同为息风止痉的要药。二者配伍使用，可增强息风、止痉、定搐的作用，引诸药直达病所。三者相配，可搜剔风邪，息风止痫，解体内胶结之顽痰。胆南星、郁金、茯苓、炒枳实、清半夏、陈皮、藿香为臣药，胆南星息风定惊，清火化痰；郁金行气活血，散瘀；藿香气芳香而不燥烈，理气和中化湿；枳实理气涤痰；茯苓、半夏、陈皮均可燥湿健脾化痰，以断生痰之源。砂仁化湿行气，醒脾和胃；红参补脾益气，安神，为佐药。炙甘草调诸药，为使药。

2. 药物分析

（1）青礞石

青礞石味咸，性平，归肺、肝经。具有坠痰下气、平肝镇惊等功效。本方用青礞石用意有二：其一，以其峻猛之性，专攻逐沉积体内伏逆之顽痰、老痰。《本草纲目》云其"治积痰惊痫，咳嗽喘急"，《本草从新》云其"能平肝下气，为治顽痰癖结之神药"；其二，青礞石属重坠下降之品，可平肝定惊以止痫。《本草蒙筌》记载其有平肝下气之功，善治肝热痰蒙引起的癫狂、惊痫。

（2）全蝎、蜈蚣

全蝎味辛，性平，有毒，入肝经。蜈蚣味辛，性温，有毒，入肝经，两者均具有息风止痉、攻毒散结、通络止痛之功效，两者常相须为用。全蝎、蜈蚣性善走窜，截风定搐，作用强烈，为息风止痉之要药。癫痫发作，伴有肢体抽搐，强直筋挛等形式，往往迁延不愈，多为慢性，久病入络，而全蝎、蜈蚣两药性善走窜而搜剔风邪，息风止痉，往往能力起沉疴。两者合用，共奏息风止痉之功。

（3）胆南星

胆南星味微辛、苦，性凉，归肺、肝、脾经。为制天南星的细粉与牛、羊或猪胆汁经加工而成，具有清热化痰、息风定惊的功效。《药品化义》载其"主治一切中风、风痫、惊风，头风眩晕"，《本草汇言》载其"治小儿惊风惊痰，四肢抽搐"。

（4）郁金

郁金味辛、苦，性寒，归心、肝、胆经，具有行气解郁、凉血化瘀等作用，用于热病神昏、癫痫发狂、胸腹刺痛及痛经等。《本草述》载其"治……头痛眩晕，狂痫"，《本草纲目》载其"治血气心腹痛，产后败血冲心欲死，失心颠狂"。

（5）藿香

藿香味辛，性微温，归胃、脾、肺经，有芳香化湿、和胃止呕的功效。《本草正义》云："藿香，温而甘，气味俱轻。善能快脾利气，开胃宽中，止霍乱、呕吐、暑邪滞闷。"《药品化义》云："藿香……其气芳香……辛能通利九窍。"

（6）砂仁

砂仁味辛，性温，归胃、脾、肾经。有化湿、行气、温中等功效。《本草拾遗》记载砂仁"主上气咳嗽，奔豚，惊痫邪气"。藿香与砂仁同用，醒脾化湿，芳香通窍，可载药上行，直捣病所。

五、医案举隅

案例 1

田某，男，24 岁。2012 年 5 月 10 日因"癫痫反复发作 7 年余"为主诉就诊。

患者 7 年前，无明显诱因突然昏倒，意识丧失，四肢抽搐，口吐痰涎白沫，二便失禁。数分钟后苏醒，此后频繁发作，每月发作 1～2 次，当地医院诊断为癫痫，服用苯妥英钠等抗癫痫药物，控制欠佳，癫痫仍时有大发作，口吐白沫，四肢抽搐，昏不知人。为求进一步治疗，前来我院就诊。

患者近期发作频繁，癫痫发作时，意识丧失，口吐痰涎，平素头脑昏沉不适，口干口苦，心烦不适，大便干结，纳差，眠差，尿黄赤，舌暗红，舌苔较腻，脉弦数。

西医诊断：癫痫。

中医诊断：痫证（痰热扰神证）。

治法：清热化痰，息风止痫。

处方：治痫汤加减。

全蝎8g，蜈蚣2条，青礞石20g，郁金12g，胆南星10g，炒枳实20g，藿香20g，竹茹10g，远志10g，石菖蒲10g，黄连10g，白胡椒4g，黑丑5g，砂仁10g，人参8g，酸枣仁30g。14剂，水煎，每日1剂，分2次服。

嘱患者清淡饮食，避免情志刺激。

二诊：患者服上方14剂后，癫痫仍时有发作，伴有肢体抽搐，昏不知人，头脑昏沉不适较前改善，仍有心烦不适，睡眠较前好转，二便可，舌红，苔黄，脉弦数。患者体内痰热之势较前减轻，上方加天麻15g、钩藤30g，14剂，每日1剂，水煎服。

三诊：患者服药期间，癫痫发作较前减轻，发作时间较前缩短，程度较前减轻，头脑昏沉较前好转，无心烦，饮食及睡眠较前好转，舌红，苔黄，脉弦数。将上方酸枣仁减至15g。14剂，每日1剂，水煎服。

四诊：患者服药后症状较前减轻，此次服药期间，癫痫无发作，无肢体抽搐及口吐涎沫等症状，患者自觉症状较前均减轻，饮食及睡眠可，心烦好转，二便调。效不更方，上方继服 14 剂。

五诊：患者未再发作癫痫，无头脑昏沉不适，无心烦不适，睡眠较前好转，二便可，舌红，苔黄，脉弦数。上方继服14 剂，每日 1 剂，水煎服。

六诊：患者服药期仍无癫痫发作，无明显不适，饮食睡眠可，二便可，舌红，苔薄黄，脉弦。患者癫痫基本控制，嘱其将上方改为水丸，每次 10g，每日 3 次，以方便服用，巩固疗效。

3 个月后随访未再复发。

按语：本案患者病程较长，痰浊素盛，蕴而化热，热扰心神故见心烦、失眠，肝风内动，夹痰上扰清窍而发病，出现意识丧失，口吐痰涎等。徐老给予治痫汤加减，清热化痰，息风止痫，切中病机。方中全蝎作为治疗癫痫的首选药物，具有息风止痉通络的功效，不论寒热均可应用。蜈蚣，功善走窜，具有祛风镇痉、攻毒散结、通络止痛之功效，两者合用，相辅相成。礞石坠气下痰，凡实热痰积、内结不化、壅塞胶固所致的癫狂、惊痫等皆可用之，为治体内之顽痰要药。三药合用为君，共奏镇惊息风、化痰醒脑之功效。石菖蒲芳香走窜，不但有开窍宁神之功，又有化湿、豁痰之效。远志可化痰开窍，安神益智，《滇南本草》言其"养心血，镇惊宁心，定惊悸，散痰涎。疗五种痫症，角弓反张，惊搐，口吐痰涎，手足战摇，不省人事"。郁金辛散苦泄，清心安神，解郁开窍。远志、石菖蒲、郁金三药合用，可化痰浊，通心窍，心窍宣畅，则神无不宁。黄连清热燥湿泻火，可祛痰热之邪。胆南星清热化痰，息风定惊，可用于治疗痰热咳嗽、咯痰黄稠、中风痰迷、癫狂惊痫。现代药理研究表明，胆南星煎剂具有祛痰及抗惊厥、镇静作用。竹茹清热化痰，除烦止呕。三药合用，共奏清热祛痰、宁心止惊之功效。白胡椒其香窜之性与芳香化浊的藿香及芳香通窍的砂仁合用，以助豁痰开窍之功。枳实理气涤痰，疏利气机。黑丑善泄湿热，逐痰消饮。两药合用可使腑气通利，邪有出路。癫痫日久不愈，耗散心神，失眠多梦，多为虚实夹杂之证，化痰息风的同时给予人参益气补血、健脾养心、安神益智。酸枣仁安神养血，益肝补中。诸药合用，共奏清热化痰、息风止痫之功。

案例 2

王某，男，30 岁。2012 年 5 月 1 日就诊。

患者 5 年前无明显诱因出现一过性意识淡漠，无自主反应，伴有幻觉，持续约数分钟可缓解，现为求进一步治疗，前来我院就诊。现症见头昏沉，头重，如有重物，耳鸣，纳可，眠差多梦，二便正常，舌红，苔白，脉弦。

西医诊断：癫痫。

中医诊断：痫证（风痰阻窍证）。

治法：化痰息风。

处方：涤痰汤合黄连温胆汤加减。

半夏 12g，陈皮 12g，茯苓 30g，枳实 12g，胆南星 10g，竹茹 10g，黄连 10g，藿香 12g，砂仁 8g，人参 12g，麦冬 30g，五味子 10g，白胡椒 5g，黑丑 5g，青礞石 20g，全蝎 8g，蜈蚣 1 条。7 剂，水煎，每日 1 剂，分 2 次服。

二诊：患者 5 月 5 日共发作 2 次，缓解后自感头部昏沉，记忆力减退，耳鸣，舌淡红，苔薄白，脉弦。予上方加炒枣仁

30g，钩藤 30g。7 剂，水煎服，每日 1 剂。

三诊：患者近 1 周未再发作，头昏沉，眠差多梦，耳鸣，纳可，二便调。舌淡红，苔薄白，脉弦。予上方加郁金 12g，赤芍 12g，远志 10g。7 剂，水煎服，每日 1 剂。

四诊：患者近 1 周未再发作，头昏沉，眠差多梦，耳鸣情况缓解，纳可，二便调。舌淡红，苔薄白，脉弦。上方将蜈蚣改为 2 条。6 剂，水煎服，每日 1 剂。

三个月后随访，患者诸症好转，未再复发。

按语：本案患者因脾失运化，内生痰湿，痰生热，热生风，风痰相合，上扰清窍，发为痫证。以涤痰汤合黄连温胆汤加减治疗。方中藿香、砂仁化湿醒脾；黑丑祛胃肠中湿热积滞；白胡椒温中健脾散寒，以防寒药伤中；青礞石以增下气消痰之功；全蝎、蜈蚣息风化痰通络；人参、麦冬、五味子养阴生津，防诸多辛温燥烈之药以伤阴。二诊时，患者痫证仍有发作，缓解后头部昏沉，记忆力减退，耳鸣。故加酸枣仁改善睡眠，加钩藤以祛风止痉。三诊时，患者症状减轻，以头昏沉、眠差多梦为主症，加郁金、赤芍、远志以凉血清心，宁心安神。四诊时，患者症状明显改善，改水丸服用，以防病情复发。纵观徐老的处方，以涤痰息风通络为主，又佐以益气养阴之品以防伤正。诸药合用，攻补兼施，以达涤痰息风、开窍定痫之功。

第九节　麻　木

麻木，也称麻木不仁，是指身体局部或全身肢体肌肤感觉发麻甚至感觉丧失为特点的疾病。多由气血失调或邪气阻滞，以致经脉阻塞，气血不达而成。西医学称其为多发性周围神经病、周围神经炎等，西医学对于麻木的治疗方法较少，主要以营养神经为主，但临床疗效不甚理想。相对于西药而言，中药副作用较少，无不良反应且无药物依赖性，并能从根本上改善患者麻木症状，具有更强的优势。

一、历史沿革

麻木首次出现于晋代皇甫谧的《针灸甲乙经》，其云："胸痹心痛，肩肉麻木，天井主之。"指针刺天井穴可以治疗由于寒气痹阻而导致的胸痹心痛伴肩部肌肉麻木之症。

晋代之前，虽未明确提出"麻木"一词，但却有与"麻木"含义类似的术语，最常见的就是以"不仁"来表述"麻木"此类症状。《黄帝内经》中有多篇都涉及"不仁"。如《素问·诊要经终论》云："阳明终者，口目动作，善惊妄言，色黄，其上下经盛，不仁，则终矣。"此处"不仁"是阳明经气败绝之症。《素问·痹论》云："痹或痛，或不痛，或不仁，或寒，或热，或燥，或湿。"此处"不仁"是痹证的主要表现。《灵枢·五色》云："寒甚为皮不仁。"此处"不仁"是指由寒邪盛而得之。《神农本草经》云："熊脂……主风痹不仁，筋急……轻身。"

自宋代开始，"麻木"一词逐渐开始在医籍中出现，并大量使用，显现出由"不仁"向"麻木"过渡。在很多医著中，麻木经常与不仁并用或对举来表达此类症状。有的书中称为"麻木"，有的书中称为"不仁"，也有的将其并称为"麻木不仁"。如宋代《圣济总录》言何首乌煎主治"一切风攻，手足沉重，皮肤不仁，遍身麻木，风劳气疾"，其中皮肤不仁与遍身麻木对举。宋代《普济本事方》言川乌粥"治风寒湿痹，麻木不仁"。《太平惠民和剂局方》云："偏风走注疼痛，身体麻木，可与活络丹。"元代《兰室秘藏》载黄芪芍药汤"治鼻衄血多，面黄，眼涩多眵，手麻木"。明代张景岳在《类经》中言"卧出之际，若玄府未闭、魄汗未藏者，为风所吹，则血凝于肤，或致麻木，或生疼痛而病为痹"。清代李用粹在《证治汇补》中载湿痹"恶寒发热，关节疼痛而烦，皮肤麻木，重着不移"。

二、病因病机

（一）病因

1.饮食劳倦，思虑过度

麻木的发病原因多种多样，虽然麻木病在肌肤，但究其病机，根在脏腑。饮食劳倦、思虑过度，皆伤于脾，脾运化功能失调，不能濡养肌肤，可发为麻木。《景岳全书》云："非风麻木不仁等证，因其血气不至，所以不知痛痒，盖气虚则麻，血虚则木。"《医学原理》云："有气虚不能导血，荣养筋脉而作麻木者；有因血虚无以荣养筋肉，以致经隧涩而作麻木者。"脾虚日久，损及肝肾，导致肾虚不能温煦，肝血不能濡养肌肤，也可发为麻木。

2.痰瘀阻络，气血运行不畅

脾肾亏虚，正气不足，卫外功能失调，导致风邪气侵犯肌表，发生麻木。而气虚血液运行不畅，日久成瘀，津液失于疏布，聚津成痰，痰与风邪相合，复又形成风痰。瘀血与风痰流滞体内，阻碍气机及血液运行，闭阻经脉，肢体经脉失其温煦而亦可导致麻木。

（二）病机

麻木病机复杂，主要有气血亏虚、肝肾亏虚、风痰瘀阻等。其病性以本虚标实为主，病位在肌肤，涉及肝、脾、肾。

1. 气血亏虚

气血在生理上既是脏腑功能活动的物质基础，又是脏腑功能活动的产物。气为阳，血为阴，互为资生、互为依存的关系。气之于血，有温煦、化生、推动、统摄的作用。若饮食失节，或劳倦过度，或情志失畅，肝郁乘脾，脾失健运，或思虑内伤，或久病卧床，耗损气血，致气血亏虚，失于濡养，发为麻木。

2. 肝肾亏虚

肝藏血属木，主疏泄，在体合筋，其华在爪；肾藏精属水，主闭藏，主骨生髓，髓通于脑。肝肾同源，在病理上相互影响，肾阴不足会直接导致肝阴不足，肝阴耗损太过也会导致肾阴亏虚。肾为先天之本，肝主藏血、主疏泄、调节气机，肌肉、四肢、筋脉正常功能的维持需要肝肾的濡养。年高久病等造成肝肾亏虚，可发为麻木。

3. 风痰瘀阻

脾主运化，为太阴湿土，喜燥恶湿。人体在正常生理状态下，水谷之精气依赖脾之健运，得三焦之气化，升清降浊。若脾运化水湿的功能失常，水液在体内运化停滞，而产生水湿、痰饮等病理产物。若素体肥胖，痰湿过盛，而脾虚又导致血液运行不畅，日久成瘀，津液失于疏布，聚津成痰，痰与风邪相合，复又形成风痰。瘀血与风痰流滞体内，阻碍气机及血液运行，闭阻经脉，肢体经脉失其温煦，亦可导致麻木。

三、中医诊断

1. 患者自觉四肢肌肤感觉异常如虫行，按之不止，或无痛无痒，按之不知，掐之不觉，有如木厚之感。

2. 多发于四肢，多见于手指、脚趾末端。

3. 一般不伴有肌肉运动障碍，尚无明显肌肉萎缩，可伴冷热、针刺、蚁行、潮湿、震动等感觉。

4. 多见于中老年人、妇人产后或失血、久病、身体虚弱者等。

5. 在麻木局部可有浅感觉障碍，其分布区域常与神经走向一致。

6. 肌电图、CT、MRI 等辅助检查有助于明确诊断。

四、中医治疗

（一）治疗原则

1. 补气养血，兼以活血

《医学原理》中指出"有因血虚无以荣养筋肉，以致经遂凝涩而作麻木者"阐述了麻木多为气血病变，由气血运行不畅，瘀阻脉络所致。脾主运化水谷精微，脾的功能正常，则机体的消化吸收功能健全，气血津液得以营养脏腑经络、四肢百骸及筋肉皮毛。反之，脾气虚弱则气血津液等营养物质化生不足，机体失于濡养或脾虚运化无力，津液聚而成痰而诸病百生。《四圣心源》云："阳亏土湿，中气不能四达，四肢经络，凝涩不运，卫气阻梗，则生麻木。"皆因脾病水湿运化无力，痰湿食积死血困阻中焦，精微不能外达于四肢，故手足麻木。故治疗上应补气养血，兼以活血。

2. 滋补肝肾，兼以温阳

肝主疏泄，调畅气机，肝气不调，气机不畅，血液运行受阻，或肝阴不足，筋脉失于濡养，也可出现麻木。叶天士在《临证指南医案》中明确提出"入肝必麻木"的观点，年老产后、操持积劳等病因导致肝阴损伤，肝血亏虚，或是劳怒情志不遂等引起肝气郁结，皆可导致肝阴亏虚，肝风内动而出现麻木。肾藏精，主骨生髓，所藏先天之精，禀受于父母；后天之精，为脾胃所化生，是营养脏腑、组织器官、维持人体生命活动的基本物质。肾阴亏虚，精血不足，肢体肌肤失于润泽；或肾阳不足，温煦失职，寒凝血瘀，都可发生麻木。故治疗应滋补肝肾，温阳通络。

3. 祛风化痰，佐以通络

《丹溪心法》云："湿土生痰，痰生热，热生风也……痰之为物，随气升降，无处不到……手足麻者，属气虚；手足木者，有湿痰、死血；十指麻木，是胃中有湿痰、死血。"《杂病源流犀烛》云："麻，气虚是本，风痰是标；木，死血凝滞于内，而外夹风寒，阳气虚败，不能运动。"《类证治裁》云："盖麻虽不关痛痒，只气虚而风痰凑之，如风翔浪沸，木则肌肉顽痹，湿痰夹败血，阻滞阳气，不能遍运，为病较甚，俱分久暂治之。"皆认为麻木的病因是在气虚的基础上引发风痰阻滞经脉，导致肢体麻木。故治疗应祛风化痰通络。

（二）用药特点

1. 常用方药

徐老根据多年临床经验，他认为治疗麻木当从脾论治，治疗原则以健脾补气，祛风养血通络为主，以自拟黄芪桂枝汤为基本方。该方由经方黄芪桂枝五物汤加减化裁而来，方剂组成为黄芪、桂枝、白芍、当归、人参、苍术、白术、炙甘草。本方以黄芪、人参为君药，黄芪补气善走肌表，走而不守，人参善补五脏之气，守而不走，二者药性平和，温而不热，甘温补气，一走一守，内外兼顾，共奏补脾益元气之效。桂枝散风寒而温经通痹，与黄芪配伍，益气温阳，和血通经。桂枝得黄芪益气而振奋卫阳；黄芪得桂枝，固表而不致留邪。芍药养血和营而通血痹，与桂枝合用，调营卫而和表里，两药为臣。当归为治血病之要药，能补血通脉。白术、苍术健脾燥湿，以增强其健脾之力。炙甘草调和诸药。徐老认为本方需要重用黄芪，至少用至60g，量大力宏，以增强其补气之力。诸药合用，使脾气健运，阴血内生，自当奏效。

2. 药物分析

桂枝味辛、甘，性温，归心、肺、膀胱经。有温经通脉、助阳化气的功效。《神农本草经》云其"主上气咳逆，结气喉痹，吐吸，利关节，补中益气。久服通神，轻身不老"。《本草衍义》云："正合《素问》辛甘发散为阳之说。"故汉张仲景桂枝汤，治伤寒表虚皆须此药，是专用辛甘之意也。《主治秘诀》云："桂枝性热，味辛、甘。气味俱薄，体轻而上行，浮而升，阳也。其用有四：去伤寒头痛，开腠理，解表，去皮肤风湿。"现代药理研究表明，此药具有扩张血管、改善血液循环、发汗解表、利尿、强心等作用。

3. 组方特点

补气补血同用，重在补气，气与血相互为用，互相依存，《素问·调经论》云："人之所有者，血与气耳。"故有"气为血之帅，血为气之母"的说法，血能养气，血能载气，因此气虚较重的患者应适当补血，使气有所归。方中用黄芪、人参补脾益气，当归、白芍补血活血行血，气血并补，使气血充盛，生化有源。本方重用黄芪，起步即用 60g，逐步用至 90g，此病多缠绵，非量大力专不能奏效。

健脾温阳同用，重在健脾。本方在人参、黄芪补气基础上，加用苍术、白术健脾祛湿，桂枝温阳通经，则脾气健旺，运化有权，气血生化无穷，肢体筋脉得以濡养。

五、医案举隅

徐某，男，55 岁。2014 年 11 月 15 日初诊。

主诉：四肢麻木乏力 2 月余。

患者素来体弱，自诉经常感冒，于 2 个月前因早起务工，受凉后出现双手麻木发胀，逐渐蔓延至双脚，自诉双足有如踩棉花感，乏力明显，四肢怕凉，纳眠可，二便调。舌质淡，苔薄白，脉沉。查体：双上肢肌力正常，肘关节以下浅感觉减退，腱反射正常，双下肢肌力正常，双膝关节以下浅感觉减退，腱反射正常。肌电图示双上肢、双下肢周围神经传导速度变慢。

西医诊断：多发性周围神经病。

中医诊断：麻木病（气血亏虚证）。

治法：益气养血，散寒通络。

处方：黄芪桂枝汤加减。

黄芪 60g，桂枝 20g，白芍 12g，当归 12g，羌活 12g，防风 12g，升麻 12g，苍术 12g，白术 12g，人参 10g，全蝎 3g（研末冲服），升麻 12g，川续断 15g，怀牛膝 15g，炮附子 10g，细辛 3g，干姜 8g。7 剂，水煎服，每日 1 剂。

二诊：患者服上方后，自诉双上肢麻木稍有好转，怕冷较前好转，双下肢仍麻木明显，偶有腹胀，纳眠均可，二便调。舌质淡，苔薄白，脉沉细。将上方黄芪改为 80g，加桑枝 30g、汉防己 12g、桑寄生 30g、皂角刺 9g、砂仁 8g。7 剂，水煎服。

三诊：患者自诉全身麻木均较前好转，怕冷较前减轻，乏力明显好转，二便正常，舌淡红，苔薄白，脉细。上方加肉桂 6g，将怀牛膝改为 20g。由于患者家在外地，给予 20 剂，水煎服，日 1 剂。

四诊：患者四肢麻木较前明显好转，上肢麻木几乎消失，双下肢膝关节以下麻木明显好转。效不更方，上方继服 20 剂。

后电话随访，患者已基本痊愈，因路途较远，未再来诊。

按语：该患者以四肢麻木为主要临床表现，符合中医学"麻木"的诊断标准。本案患者秋冬之际，外出务工，寒温失当，外邪侵袭肌肤脉络，气血运行受阻，肌肤失于濡养而成麻木。该案患者素来体弱，加之感受外邪引起，所以治疗当以补气养血为主，兼以祛邪，重用黄芪、人参。邪去正足，脉络通畅，麻木得愈。徐老认为该患者是因为气血亏虚、外邪侵袭肌表所致，治疗应以补气养血、祛风防寒通络为主。方选人参、黄芪为君药，并重用黄芪至80g；当归养血；白芍补血养阴，通顺血脉；全蝎搜风通络；细辛、羌活、防风祛风除寒；附子、干姜、肉桂振奋元阳；续断、牛膝补肝肾，壮筋骨；防己、黄芪、白术，取防己黄芪汤之意，有祛风除湿之功。诸药相伍，共奏益气养血、通经活络之效。血虚重者加熟地黄以养血；上肢麻木重者加桂枝、羌活、防风，下肢重者加独活、白术、续断、牛膝；湿重者加木瓜、防己；麻木伴有疼痛者加威灵仙、姜黄。

第十节　内科杂病

一、学术思想特点

1. 宗脾胃补土学派，重视脾胃功能，擅长调顺脾胃之性

徐老认为脾胃位于中焦，为一身气机枢纽，气血津液生化之源，后天之本。若脾胃功能失调，常常为一身疾病之根源。脾喜燥恶湿，徐老重视湿邪的发病作用，善用醒脾、健脾、燥脾除湿之法。徐老善用具有升发之性的药物，如羌活、独活、荆芥、防风、升麻、蔓荆子、柴胡等，此类药物辛温走散，祛风解表，同时药性升浮，顺应脾性，燥湿力强，可燥湿健脾，散寒除湿。胃为腑，受承水谷，喜降恶逆，上开窍于口唇，易受诸邪，以寒、暑、痰湿、火热、燥为主。徐老善用芳香除秽与辛开苦降之药，如白豆蔻、砂仁、白芷、藿香、苍术、半夏、黄连、代赭石等。

2. 辨病与辨证相结合

徐老在临证时，更重视一类、一种疾病的共性，抓住疾病本身的主要矛盾进行施治，以不变应万变，并非咬文嚼字，"钻牛角尖"式地对各种细枝末节的证候进行辨治。同一种疾病在相同的治疗法则中，徐老常常根据变证对方药细节进行加减变化，既取得了临床疗效，也提高了临床效率。如临床治疗胃痛，治则以调顺气机、和胃止痛为主，若见其他变证，如嗳腐吞酸、呃逆、痞满等，也分别加用代赭石、旋覆花、乌贼骨、公丁香等进行施治。

3. 善用经方，剂型灵活

徐老虽宗于东垣、景岳之术，但自幼熟习经典，启蒙于仲景之学，临证教诲学生之时，《伤寒论》《金匮要略》诸般条文，信手拈来，引经据典，不绝于耳。徐老处方之时，往往斟酌于经典方证之中，若有符合原方证者，以经方原方施治，若稍有出入，则随症变化加减。如临床治疗感冒，徐老多以桂枝汤及其类方为基础进行化裁，而后世医家诸多表证时方，徐老应用较少。徐老善用小柴胡汤，将其八大证候归纳为：往来寒热、胸胁苦满、嘿嘿不欲饮食、心烦喜呕、口苦、咽干、目眩、呕而发热。

徐老在组方用药时，对于药味厚薄、药量轻重、剂型选择，也有独到特色。对于一些表证，施用药味较少，剂量较小，药性轻薄，且力效专一；对于一些急证，来去之势均迅猛无当者，或者慢性病严重影响患者生活，须急迫解决者，药味较多，剂量较大，药性厚重，力效峻猛专一。徐老治疗这两类疾病，剂型以汤剂为主，"汤者，荡也"，汤剂具有涤荡之势，且吸收快，发挥药效较快。对于一些慢性疾病、虚损疾病，药味较多，剂量较大，药性复杂厚重，但总体和缓，以重剂起沉疴，在汤剂应用之时，兼或丸散，"散者，散也"，"丸者，缓也"。如失眠患者在汤剂的基础上，常加用琥珀粉散以冲服；慢病患者，徐老常将处方作为水丸，嘱患者每日温服，持久生效，徐徐图之。

二、内科杂病辨治经验举隅

（一）脾胃系病证

1. 病因病机

脾胃系病证广义上是指消化系统的一切病证，《伤寒论》统称为"胃家"，包括胃痛、腹痛、纳呆、痞满、呃逆、嗳气、呕吐、泄泻、便秘、口唇牙舌等病证，类似于西医学中的急慢性胃炎、急慢性肠炎、食管癌、克罗恩病、功能性消化不良、口腔溃疡、唇炎等疾病。脾胃是一对互为表里的脏腑，功用相辅相成。脾主运化，统血，藏意，生理特性为喜燥恶湿，同时脾气以上升为顺，脾主升清；胃主受纳水谷，生理特性为喜湿恶燥，胃气以下降为顺，胃主降浊。徐老认为脾胃位于中焦，为一身气机枢纽，气血津液生化之源，后天之本，若脾胃生理特性失顺，则脾胃功能失调，变生诸证。脾喜燥恶湿，徐老重视湿邪的发病作用，若脾阳不振，脾虚不能运化水湿，"湿盛则濡泄"，变生泄泻之证。胃为腑，受承水谷，喜降恶逆，胃气上潮于口舌，又开窍于唇，连于齿龈，易受诸邪。若胃气不降，反而上逆，则发为呕吐、呃逆、嗳气；若胃气不和，痰饮、积食、水湿、寒热、气滞、血瘀诸邪困扰，则发为胃痛；若脾胃之气不足或邪气碍于脾胃气机，则发为纳呆、痞满；若胃中火热，上炎于口唇牙舌，则发为牙痛、口舌生疮。徐老认为脾胃系统无论如何发病，万变不离其宗，病机总属脾胃不和，邪气困扰。

2. 治则治法

徐老认为在总的治则治法上应调顺脾胃特性，分辨脾胃脏腑虚实，祛邪扶正。脾胃病证不外乎"实则阳明，虚则太阴"，有邪为实，责之阳明胃腑，当祛邪为主；正亏为虚，责之太阴脾脏，当扶正为主。胃痛之证，当总以和胃止痛，兼清诸邪。病痰饮者，当温化痰饮；病积食者，当化食消积，食积久停又可伤脾，当健脾补脾；病寒者，当温胃止痛，通经散寒，寒邪久留可伤脾阳，当温壮脾阳；病火热者，当清胃火，火热炽盛必定伤阴耗气，同时应益气养阴；病气滞者，当埋气行气；病血瘀者，当活血化瘀。呕吐、呃逆、嗳气之证，总以和胃降逆，实则祛邪，虚则补益。祛邪亦无非温化痰饮、化食消积、理气降气、清热养阴、温胃祛寒之法；补益无非补脾健脾、益气养阴、温脾阳之法。纳呆之症，当醒脾开胃，结合健脾、燥脾之法。而牙痛、口舌生疮之症，治当滋阴降火，调顺脾胃。

3. 医案举隅

案例 1

初某，女，74 岁。因反复发作性胃痛 30 余年就诊。

患者 30 余年前无明显诱因出现胃痛，于当地医院行上消化道造影显示：食道反流，胃下垂；胃炎；胃肠排空正常。现症见发作性胃痛，饱食后发作，贪食凉饮后加重，腹痛，目前口服庆大霉素、潘多立酮、奥美拉唑控制，纳一般，眠可，小便调，大便时有腹泻。舌红，苔薄黄，脉弦紧。

西医诊断：反流性食管炎、胃炎、胃下垂。

中医诊断：胃痛（寒热错杂证）。

治法：和胃止痛，清热除寒。

处方：半夏泻心汤加减。

姜半夏9g，黄连9g，红参9g，干姜15g，陈皮15g，延胡索30g，川楝子15g，苏梗15g，蒲公英15g，砂仁9g，乌贼骨30g，煅瓦楞子15g，黄芩9g，乌药15g，炙甘草9g。7剂，水煎服，煎时加生姜3片、大枣6枚，日1剂，分早晚两次温服。

二诊：病史同前，症状好转。仍反复胃痛，饱食后发作，胃脘部自觉胀痛，无泛酸恶心，口干口苦，纳眠可，二便调。舌红，苔黄，脉弦。上方加生地黄15g，麦冬30g。7剂，煎服方法同上。

三诊：病史同前，服药效可。偶有胃痛，空腹或餐后发作，食硬物、冷饮后易诱发，纳眠可，二便调。舌红，苔薄白，脉细滑。上方继服14剂。

按语：本案患者为老年女性，苦于胃痛三十余载，初期因过食生冷后败坏胃阳，后迁延不治，致使变证丛生，寒热错杂。治以调顺胃气、和胃止痛、清热除寒，方用半夏泻心汤加减。方中半夏和胃降逆，为君药；干姜、乌药温胃散寒，红参补益胃阳虚损，黄连、黄芩、蒲公英清化胃热，共为臣药；陈皮、延胡索、川楝子行气止痛，砂仁醒脾化浊，乌贼骨、煅瓦楞子和胃制酸，共为佐药；苏梗宽胸理气，炙甘草和胃止痛，调和诸药，共为使药。复诊之时，诸证皆减，却见口干口苦，此为胃中燥火所致，且患者患胃病三十余年，胃阴早已损耗，寒热伏邪移除，但胃体阴虚难治，遂加生地黄、麦冬以养胃阴，顺应胃喜润恶燥的特性，效不更方，继续服用以巩固疗效。

案例 2

王某，女，24 岁。因阵发性腹泻 1 年来诊。

患者 1 年前旅居南方时出现阵发性腹泻，时值梅雨季节，未予系统治疗，症见阵发性腹泻，手足不温，恶寒，常腹中冷痛，头身困重，精神不振，头重如裹，四肢乏力，纳少，不欲饮食，眠可，小便少。舌淡红，舌体胖大，苔白滑，脉濡。

西医诊断：慢性肠炎。

中医诊断：泄泻（脾阳不足，寒湿内盛证）。

治法：升阳温脾，除湿止泻，

处方：升阳除湿汤加减。

苍术 15g，柴胡 12g，羌活 15g，防风 15g，升麻 9g，神曲 12g，泽泻 30g，猪苓 30g，陈皮 9g，炙甘草 9g，茯苓 15g，干姜 9g。7 剂，水煎服，煎时加生姜 3 片、大枣 6 枚，日 1 剂，分早晚两次温服。

二诊：患者服上方后泄泻次数明显好转，出汗增多，仍反复腹痛，四肢乏力，食欲改善，眠可，二便调。舌淡红，苔薄白，脉滑。上方加川楝子 15g，乌药 15g。7 剂，煎服方法同上。

按语：本案患者为青年女性，因梅雨季节旅居南方后，饮食不洁，脾阳内伤，寒湿内生，清气下陷，外邪不能解散，而清阳不升，故泄泻不已。方中羌活散太阳之邪，苍术燥太阴湿邪，干姜温脾散寒，三者合为君药。柴胡、升麻升清阳，以直通头目，防风燥湿健脾以止泻，陈皮、神曲醒脾开胃，共为臣药。泽泻、猪苓、茯苓利水渗湿，使湿气从小便出，为佐药。炙甘草缓中以和胃气也，为使药。水煎温服，使外邪从汗而解，而清阳之气不复下陷，其内侵之湿从小便而出，泄泻自止，脾阳渐复。

案例 3

艾某，女，26 岁。因口唇干、口腔溃疡 1 月余来诊。

患者咽喉吞咽有异物感，有痰，难咳出，口苦口干，口腔臭秽，曾服用夏枯草口服液、阿莫西林，效不明显，大便溏，不成形，次数偏多，小便黄，纳可，舌薄白，苔黄，脉濡数。

西医诊断：口腔溃疡。

中医诊断：口疮（湿热浸淫证）。

治法：清利脾经湿热。

处方：泻黄散合导赤散加减。

藿香 15g，石膏 30g，栀子 9g，防风 12g，木通 9g，生地黄 24g，黄连 9g，升麻 9g，生甘草 9g。7 剂，水煎服，分早晚两次温服。

二诊：患者服药后口腔溃疡好转，口干口苦改善，大便溏泻改善，仍轻度口干，纳眠可，二便调，舌淡红，苔薄白，脉滑。上方加麦冬 30g，玄参 9g。7 剂，煎服方法同上。

按语：本案患者为青年女性，口腔溃疡缠绵月余不愈，此不仅仅是火热之邪所主，因湿邪与热毒作祟，遂如此缠绵难愈。口唇干，口苦口干，为湿热浸淫脾胃，津液不能输布；咽部有异物感，为湿热炼液成痰；口腔臭秽，为热毒内盛之象。湿热下注小肠，小肠主津，则小便黄赤，湿热下注大肠，大肠主液，则大便溏泻。舌脉俱为佐证。方中黄连、藿香为君药，黄连清热燥湿，藿香醒脾化湿。石膏助黄连清脾胃之热，防风助藿香燥湿之力，共为臣药。栀子、木通清泄湿热，生地黄养阴降火，升麻清热解毒，载药上升口唇，为佐药。生甘草清热解毒，调和诸药，为使药。如此湿热分从小便出，湿热得解，阴液得复，口疮自愈。

（二）肺系病证

1.病因病机

肺系病证，广义上应当包括与肺相关的皮毛、大肠、鼻窍、咽喉、卫气等相关病证，而狭义上的肺系疾病，主要指与呼吸功能相关的器官如鼻窍、咽喉和肺的疾病。气的运动变化成为气机，气机有升降出入四种形式，徐老认为肺为一身气机之主，肺病发病机制主要与肺所主气机有关。《素问·经脉别论》云："饮入于胃，游溢精气，上输于脾；脾气散精，上归于肺；通调水道，下输膀胱。水精四布，五经并行，合于四时五脏阴阳，揆度以为常也。"《素问·六微旨大论》云："升降出入，无器不有。故器者生化之宇。"肺主气，司呼吸，主宣发与肃降，一呼一吸，吐浊纳清，通过气体交换保障气机正常，并通过肺气通调水道，朝百脉，主治节。正是由于肺气的宣降，使气到达四肢百骸、周身肌表。同时，肺气与肾之元气、脾之精气，先成胸中宗气，后又化生营卫二气，其中彪悍滑利之气，出走肌表，是为卫气；其中精华荣养之气，入走血脉，是为营气。如此肺气经过一出一入，共成营卫，起到荣养血脉、固护腠理、抵御外邪的生理功能。

徐老认为气机失调是肺系疾病发生的重要病机，引起精血、津液、营卫功能障碍，继而殃及其他脏腑功能紊乱。肺气通过宣降，得以完成肺的正常功能，将精微物质向上向外宣发至体表并呼出浊气，向下向内肃降供给各脏腑并吸入清气。若邪气犯肺，则宣降失司，肺气升降失常，则发为咳嗽、哮喘、肺胀等病。肺气通过出入血脉肌表，发挥营卫二气的功能，入内营养血脉，出表固护肌表，抵御外邪，蒸腾汗液。若肺气出入失常，卫气不能固护肌表，外邪侵袭犯表，则发为感冒表证，若迁延不愈，甚至能入里变生他证。若营气不能内收血脉，营阴外泄，营卫不和，则发为自汗、盗汗。

同时，徐老认为肺为娇脏，又为华盖，肺病的发生与其生理特性密切相关。对外而言，肺脏娇嫩，外邪入侵，最先犯肺，因肺为华盖，盖护其他脏腑，如风寒束肺、风热犯肺、风燥伤肺、痰湿蕴肺、痰热郁肺、寒饮伏肺等，甚则不通致瘀，成痰瘀阻肺。实邪阻肺，肺气气机受阻，则见肺气上逆，发为咳喘、咳痰、胸闷、气促等。对内而言，肺位于其他脏腑之上，他脏之气逆乱，最易上犯于肺，其证多由肝脾二脏传变所致。肝主疏泄，若肝气郁结，一身之气不畅，肺气自当不通利；或肝气升发太过，反侮肺脏；或久郁化火，或怒而生火，木火刑金，肝火犯肺。脾为消谷之脏，易为食积、痰湿所伤，若饮食不节，食积困脾，或外界寒热水湿作祟伤脾，则脾气难以运化，饮食积聚，水液代谢失常，久聚成痰。脾为生痰之源，而肺为贮痰之器，如此聚痰于肺，肺气郁闭，发为咳嗽、痰喘等证。

2. 治则治法

徐老认为在总的治则治法上应当调节肺脏气机紊乱，兼顾祛邪扶正。咳嗽、咳喘之证，是肺气宣降功能失常所致，徐老认为治疗之时应注意有邪与无邪之分，有邪气者，应当宣肺、止咳、平喘，兼清余邪，如风寒束肺者，当发散风寒；风热犯肺者，当疏风清热；风燥伤肺者，当疏风润燥；痰湿蕴肺或痰热郁肺者，当化痰止咳，清化痰火；寒饮伏肺者，当温肺化饮。不应见咳止咳，见喘平喘，不宜用敛肺之法，而应顺应肺气宣发，祛邪外出，避免闭门留寇。无邪气者，多由脏腑内伤所致，应当肃降肺气，兼顾他脏。如肝气犯肺者，当疏肝理气，降逆止咳；肾不纳气者，当纳气平喘；腑气不通者，当通腑止咳。而感冒之证，由外邪入侵肺卫所致，自汗之证，由营卫不和所致，气机上皆属肺气出入之误。徐老认为，感冒表证，以固护肺卫、兼顾祛邪解表，而自汗之证，应当调和营卫，兼清余邪。

3. 医案举隅

案例 1

高某，男，54 岁。因咳嗽、咳痰一月余就诊。

患者自诉一个月前因受凉出现咳嗽，多黄痰，后迁延不愈。症见阵发性刺激性咳嗽，伴咳黄痰，患者气声高亢有力，时有胸闷感，伴喘促，自觉身热，下午尤甚，近日眠差，入睡困难，夜间烦躁，发热，纳一般，食欲不佳，大便秘结，3 日一次，小便黄赤，舌红苔黄，腻腐苔，脉洪滑有力。

西医诊断：支气管炎、便秘。

中医诊断：咳嗽（痰热蕴肺，肠热腑实证）。

治法：宣肺止咳，清化痰热，泻热通腑。

处方：宣白承气汤加减。

生石膏 45g，炒杏仁 12g，生大黄 15g，全瓜蒌 30g，桔梗 15g，桑白皮 15g，生麻黄 6g，芒硝 9g。3 剂，水煎服。芒硝不煎，随其他药物水煎液冲服，分早晚两次温服。

二诊：患者自诉咳嗽缓解，黄痰变少，大便自下，身已不热，纳眠可，舌红，苔黄厚，脉滑。上方去芒硝，继服 7 剂。

后随访，患者诸症皆好转。

按语：本案患者为壮年男性，因外感风寒后出现咳嗽表证，但其素体充盛，痰湿内蕴，外邪入里，内外合邪，肺气郁闭，化生痰热，而肺与大肠相表里，肺气不能肃降，大肠不能正常排便，久则肠热腑实，热毒又可上犯于肺，此为邪热入阳明也。仅仅宣肺止咳，祛邪疏风，不能取效，应泻热通腑，方用宣白承气汤。方中生石膏大辛大凉，清解肺与阳明之热毒；生大黄荡涤肠腑，通腑泄热，共为君药。桑白皮清泄肺中痰火；瓜蒌下气宽中，化痰通腑；芒硝软坚散结，通腑泄热，合为臣药。桔梗、生麻黄止咳平喘，又能开宣郁闭之肺气，有"提壶揭盖""开鬼门"之意，肺气得开，升降协调，肠腑之气自通。如此上下得通，肺气得以肃降，肠腑热毒不再化痰上犯，咳嗽自除。

案例 2

刘某，男，27 岁。因高热恶寒 2 天余来诊。

患者 2 天前出现发热、恶寒、恶风，自服感冒药无效。症见发热，恶寒，恶风，无汗出，四肢紧痛，自觉身体乏力，头晕沉，咽红，咽痛，面目赤红，烦躁难眠，未见咳喘等症状，纳一般，二便调。舌淡红，苔薄黄，脉弦紧。

西医诊断：上呼吸道感染。

中医诊断：感冒（风寒袭表，肺卫郁热证）。

治法：发汗解表，清解郁热。

处方：桂枝麻黄各半汤合栀子豉汤加减。

桂枝 9g，生麻黄 6g，杏仁 12g，白芍 15g，石膏 45g，豆豉 12g，栀子 9g，炙甘草 6g。3 剂，水煎服，加生姜 3 片、大枣 6 枚，分早晚 2 次温服。嘱其服药后半小时喝热粥以助药力，并温覆取汗。

二诊：患者自诉服一剂后，大汗出，自觉烦热顿解，身心舒畅，肢体痛减。服三剂后，感冒诸症好转。咽痛，口干，口渴，纳眠可，二便调，舌淡红，苔薄黄，脉浮数。改为桔梗汤加减。

桔梗 15g，生甘草 15g，牛蒡子 30g，天花粉 30g，蝉蜕 9g，玄参 9g，麦冬 30g，薄荷 9g。3 剂，水煎服，分早晚 2 次温服。

服上方 3 天后，患者感冒、咽痛诸症皆愈，已如常人。

按语·本案患者为青年男性，因感受风寒后出现风寒束表之证，遂见发热、恶风、恶寒、身痛无汗，此为表实之证，治当发汗解表，麻黄汤类最宜，切忌反复斟酌寒热虚实，犹犹豫豫，瞻前顾后。患者年轻力壮，但发汗即可，汗出则表解，诸症皆减。患者兼见咽红咽痛，面目赤红，烦躁难眠，为热证之象，应在发汗的基础上佐以清除烦热。《伤寒论》云："发热恶寒，热多寒少，其人不呕，清便欲自可，一日二三度发……面色反有热色者……宜桂枝麻黄各半汤。"方由桂枝汤、麻黄汤各自减半合而成方，方中麻黄量虽减半，与桂枝为伍，仍能通经散寒，发汗解表，共为君药。石膏辛寒，既能清大热，又能解表热，白芍酸敛入营阴，合桂枝调和营卫，以资汗源，共为臣药。杏仁宣肺助麻黄解表，栀子、豆豉助石膏清热除烦，共为佐药。炙甘草调和诸药，为使药。徐老又特别注重解表药的服法，严格按照桂枝汤的服法，啜热粥、温覆取汗等，汗出之后，表邪得解，感冒自愈。二诊之时患者感冒痊愈，只剩咽痛、口干口渴之症，此为正邪斗争，发汗过后，阴液损伤之故，故用桔梗汤加减。桔梗、甘草清热解毒，利咽止痛，为君药。玄参、麦冬滋阴降火，天花粉清热生津，为臣药。牛蒡子、蝉蜕解毒利咽，为佐药。薄荷疏散风热，为使药。如此风热渐出，阴液自复，咽痛得减。

案例 3

王某，男，49 岁。因自汗 1 年余，加重半年来诊。

患者 1 年前无明显诱因出现汗出增多，曾口服玉屏风散、知柏地黄丸等药物，效一般，症见身自汗出，全身部位皆见，饭后及饮热水后汗出明显，汗水黏腻，活动后反而汗出减少，时常头身困重，头昏蒙，口中黏腻，口气臭秽，纳可，大便黏腻难下，一日数解，小便调。舌红，苔黄腻，脉滑数。

西医诊断：自主神经功能紊乱、多汗症。

中医诊断：自汗（湿热内蕴，营卫不和证）。

治法：发汗除湿，清解郁热，调和营卫，

处方：桂枝加黄芪汤加减。

黄芪 60g，桂枝 9g，生白芍 30g，苍术 15g，生麻黄 6g，防风 15g，羌活 12g，石膏 45g，黄柏 9g，牡丹皮 15g，青蒿 15g，连翘 30g，厚朴 15g，炙甘草 6g。7 剂，水煎服，每日 1 剂，早晚分服。并嘱其多进行运动，以促汗出。

二诊：患者自诉服上方 3 剂后，汗出如雨，酣畅淋漓，自觉爽快，余剂继服后，精神状态良好，大便通畅，小便调，舌红苔黄，脉滑。予上方去麻黄。14 剂，水煎服，嘱患者适当运动。

三诊：患者自诉汗出明显减少，精神状态显著改善，自觉气力充沛，也无火热之象，二便调，纳眠可，舌淡红，苔白，脉滑有力。效不更方，上方继服 7 剂，以巩固疗效。

按语：本案患者为壮年男性，无明显诱因出现汗出增多，迁延不愈一年之余，医家以阴虚内热之证治之，以卫阳不固之证治之，皆不奏效。汗出增多，且汗水黏腻，头身困重，责之于湿；饮热后明显汗出增加，口气臭秽，责之于热；大便黏腻难下，责之于湿热。且活动后理应汗出增加，却汗出减少，此为活动后湿热得解。舌脉俱为佐证。徐老认为，见咳止咳，见泄止泄，见汗止汗，误中之误，殊不知闭门留寇之祸。湿热内蕴，蒸津外泄，若不清湿热，一味酸敛，只会加重湿热汗出之证。应当因势利导，发汗除湿，透热外出。方选桂枝加黄芪汤加减。方中黄芪既能固表止汗，又能托举阳气，升浮达表，健脾除湿，促汗外出；桂枝温通经脉，共为君药。苍术、羌活、防风虽为风药，既能发汗解表，又能燥湿健脾；麻黄发汗除湿；石膏大辛大凉，清热透表，可制诸多温药之性，共为臣药。青翘清热解毒，发汗透表；黄柏清热燥湿；牡丹皮泻火止汗；厚朴燥湿通下，共为佐药。青蒿清透表里内外之湿热，为使药。此之谓通因通用，汗因汗用，热因热用之法，常人唯恐热药、风药伤津耗气，助汗损阳，徐老认为湿热郁闭之汗，越敛汗则湿越重，越固护卫阳则热越重，循环往复，变生他证。

（三）脑系病证

1.病因病机

脑系病证包括健忘、痴呆等精神、神志、认知病证，徐老对于健忘、痴呆有深厚的诊治体会，其相当于西医学中的轻度认知障碍、血管性痴呆、阿尔茨海默病。这些疾病都以进行性记忆能力损害、认知障碍、人格改变和语言障碍为主要临床症状。

徐老重视阳气对脑髓的濡养作用。《素问·生气通天论》云："阳气者，精则养神。"阳气中精华部分可以濡养神明。徐老认为阳气能使神保持精明聪慧，维持神明活动正常。若阳气不足或停滞则会导致神明失养，从而引起脑髓清窍失养，引发健忘与痴呆等病。

徐老认为脑神的功能离不开阳气的推动作用。阳气能激发和兴奋人的精神意识活动，使神保持活跃，阳气清明则人的神志清明、思维有序、两目有神、语言清晰流利、反应灵敏、肢体活动敏捷协调。若阳气不足或郁滞，神明不得荣养，脑神不能正常发挥作用，则出现精神淡漠、动作迟缓、表情呆滞、少言寡语、反应迟钝、计算能力下降、记忆力减退、理解判断力下降等临床症状。

徐老认为阳气能够影响精血津液的生成与输布而发挥养神的作用。神必须在精血津液的滋养下才能发挥其作用，而精血津液的生成和运行离不开阳气的温煦、激发与促进。只有在阳气参与机体化生精微和运输营养的作用下，神才能不断地得到荣养，保持神机清明。若阳虚或郁滞则可引起精血津液的生成不足或运行失调，最终都将导致神失荣养，神机失用，引起认知功能、情感功能的减退，诱发痴呆。同时，阳气影响精血津液的输布，阳气可以温煦、促进、推动精血津液向上输布于脑髓，如此脑窍脑髓得养，神机正常化用，发挥正常的精神功能。脾胃为一身精气之源，脾胃化生水谷精微，由阳气推动输布至全身脏腑，脏腑将水谷精微化为脏腑之精，方能发挥该脏腑的功用。同时，脑为髓海，由肾精所化，肾所藏之精，在阳气作用下化生为髓。髓再通过阳气的推动通过督脉上达于脑，以滋元神。血液的运行输布也需要阳气的推动作用，血能养神，血能化神，血能涵神，阳气能通过输布精血来达到间接养神的作用。

徐老认为阳气充盛可以抵御外邪入侵脑神。阳气盛则脑神清明，头目清窍不被阴浊之邪上犯；阳气不足则阴浊之邪上蔽头目清窍，脑神失养，神机失用，精神活动失常，发为健忘、痴呆。而阴浊之邪以痰浊、水饮、湿浊、瘀血最为常见。阳气不足，痰浊、水饮、湿浊上蒙清窍，脑神蒙蔽，神机失用；瘀血上阻脑络，脑窍不得气血荣养，神机失用，出现精神功能障碍，发为痴呆之证。

因此，徐老认为健忘、痴呆的发病机制总属阳气失司、邪气扰神。

2. 治则治法

徐老认为应在总的治则治法基础上应调理阳气，兼以祛邪。阳气失司主要在两方面，其一是阳气易不足，虚则补之，治以补益阳气，而脾胃为生气之源，肾为生气之根，当以补益脾肾阳气为先。其二是阳气易郁滞，郁则达之，治当以疏解阳气，而肝为气机疏泄之主，脾胃为气机升降之枢，当以疏肝理气、调顺脾胃之气为先。头目清窍神明最易受阴浊之邪侵犯，病痰浊者，当化痰开窍；病水饮者，当化气行水；病湿浊者，当芳香除湿开窍；病瘀血者，当益气行血化瘀。

3. 医案举隅

案例 1

张某，女，44 岁。

患者记忆力减退半年，近事易忘，白天精力差，听力下降，常目眩，偶有头昏沉，计算能力下降，视觉空间记忆功能正常，平素痰多，纳可，眠多，多梦，大小便调。舌淡红，苔白厚，脉滑。

西医诊断：轻度认知功能障碍。

中医诊断：健忘（阳气不足，痰蒙清窍证）。

治法：补益脾肾阳气，化痰开窍。

处方：益气聪明汤加减。

黄芪 60g，炙甘草 9g，白芍 30g，黄柏 9g，红参 15g，升麻 15g，葛根 9g，蔓荆子 30g，石菖蒲 15g，熟地黄 30g，远志 9g。21 剂，水煎服，分早晚两次温服。

二诊：患者自诉记忆力好转，精力改善，头昏沉减轻，纳眠可，二便调。效不更方，上方继服 21 剂。

三诊：患者自诉坚持服药，状态良好，尚能维持，不愿停药。遂嘱其可长期服用，防止进展，如有不适，随时来诊。

按语：本案患者为中年女性，年近半百，气血自半，加之后天培养不足，气血不得荣养脑神，神明失用，出现记忆功能障碍，表现为记忆力减退。同时，阳气亏耗，以致不足，痰湿不得运化，上行蒙蔽清窍，脑神蒙蔽后，神失清明，继而头目昏沉，神机失用，变生诸证。舌脉俱为佐证。方中重用黄芪，补气升清，上养头目诸神，中养脾胃之气；红参温补元气，健脑益智，两者相须为用，阳气得升，神机得养，共为君药。熟地黄益精填髓，大补肝肾，使脑髓有源；白芍养血活血，以血涵神，为臣药。黄柏清热燥湿；石菖蒲燥湿化痰，醒神益智，以利头目；升麻、葛根升举阳气；蔓荆子清利耳目诸窍，使头目清利；远志交通心肾，安神益智，共为佐药。炙甘草调和诸药，为使药。如此脾肾阳气得以上荣头目清窍，清气得升，阴浊之邪得化，脑神得以荣养，神机自利。

案例 2

李某，女，57 岁。因记忆力下降 3 年余来诊。

患者计算力、判断力下降，家属诉患者对近事遗忘突出，不能对事件进行分析、思考、判断，难以处理复杂的问题，家务劳动漫不经心，不能外出独立活动，社交困难，情感淡漠，偶尔激惹，常有多疑，出现时间定向障碍，对所处地理位置定向困难，复杂结构的视空间能力差，言语词汇少，命名困难，行动迟缓，怕冷，纳呆，眠多，二便调。舌红，苔薄白，脉细涩。

西医诊断：阿尔茨海默病。

中医诊断：痴呆（肾阳不足，髓海失养证）。

治法：补益脾肾阳气，益精填髓益智。

处方：地黄饮子加减。

熟地黄 30g，炙黄芪 60g，山药 15g，山萸肉 15g，茯苓 30g，泽泻 15g，肉苁蓉 15g，石菖蒲 15g，郁金 15g，淫羊藿 15g，巴戟天 30g，益智仁 15g，石斛 15g，红参 12g，炮附子 9g，远志 9g，肉桂 6g，炙甘草 6g。14 剂，水煎服，日 1 剂，早晚温服。

二诊：患者家属诉患者情绪稳定，言语增多，但记忆力好转不明显，纳眠改善明显，二便调。上方加地龙 12g，全蝎 9g，以助诸药通窍之功。煎法同上，继服 21 剂。

三诊：患者家属诉患者精神状态良好，生活能力与生活质量得到提高，嘱其将上方加工成膏方坚持服用，防止痴呆进一步发展，如有不适，随时来诊。

按语：本案患者为老年女性，肾阳不足，肾精虚损，脑髓失充，神机失用，故见认知功能障碍，加之痰浊邪气侵扰，髓损神伤，脑神失司，心神不安，出现情感淡漠，精神障碍。髓海不足，神机不利，见行动迟缓，反应缓慢。方中熟地黄补益肝肾，益精填髓；炙黄芪、红参大补虚损之元气，益智养神，共为君药。远志与石菖蒲、益智仁相伍，增强其化痰醒脑开窍之功；肉苁蓉、山萸肉、巴戟天、淫羊藿、山药、石斛相伍，增强其补益肝肾，阴阳双补之力；附子配伍肉桂，以助命门元火，使衰老之体生机旺盛；茯苓、泽泻渗湿泄浊，以祛外邪；郁金解郁除烦，并能安神，共为佐药。炙甘草调味和中，为使药。本病正虚邪实，积邪难除，虚损难复，故嘱其当坚持服药，调摄身心，延缓疾病进展。

参考文献

[1] 唐潇然，张向阳，崔艺馨，等.《黄帝内经》象思维视域下的中风病辨治思路探讨［J］.中医学报，2023，38（10）：2064-2068.

[2] 任月乔，吴珺，赵志恒，等.探析《金匮要略》气血水理论辨治中风［J］.山东中医药大学学报，2023，47（1）：16-19.

[3] 瞿溢谦，林树元，刘佳佳，等.经方"中风"理论源流与证治［J］.中华中医药杂志，2018，33（12）：5304-5307.

[4] 郑茗泽，李湛，董皋挺，等.从经方病传理论探讨中风病传规律及其证治方药［J］.中华中医药杂志，2024，39（2）：612-617.

[5] 刘海亮，朱凯，王中琳.金元医家对中风病病因病机与证治概述［J］.中西医结合心脑血管病杂志，2020，18（20）：3370-3373.

[6] 中风病诊断与疗效评定标准（试行）［J］.北京中医药大学学报，1996，（1）：55-56.

[7] 唐秀松，陈静，张青槐，等.基于网络药理学探讨黄芪治疗缺血性中风的作用机制［J］.世界中医药，2022，17（16）：

2245-2250.

　　[8]徐志伟,李季文,马新换,等.当归不同药用部位的化学成分及药理作用研究进展[J].中华中医药学刊,2024,42(4):74-77.

　　[9]吴玲芳,王子墨,赫柯芊,等.赤芍的化学成分和药理作用研究概况[J].中国实验方剂学杂志,2021,27(18):198-206.

　　[10]赵世英,张慧,邵笑笑,等.中药川芎治疗缺血性脑卒中的药理机制研究进展[J/OL].辽宁中医药大学学报,1-11.

　　[11]袁庆,殷孟兰,张彤,等.中药地龙治疗缺血性脑损伤的药理研究进展[J].中西医结合心脑血管病杂志,2022,20(19):3574-3577.

　　[12]王佐梅,肖洪彬,李雪莹,等.中药红花的药理作用及临床应用研究进展[J].中华中医药杂志,2021,36(11):6608-6611.

　　[13]张妍妍,韦建华,卢澄生,等.桃仁化学成分、药理作用及质量标志物的预测分析[J].中华中医药学刊,2022,40(1):234-241.

　　[14]关徐涛,杨鹤年,张津铖,等.陈皮的化学成分和药理作用研究进展[J].中华中医药学刊,2024,42(6):41-49.

　　[15]路平,史汶龙,杨思雨,等.茯苓化学成分及药理作用研究进展[J].中成药,2024,46(4):1246-1254.

　　[16]杨思雨,史汶龙,路平,等.枳实化学成分及药理作用研究进展[J].中成药,2023,45(7):2292-2299.

［17］谢瑞强，王长福.炙甘草化学成分和药理作用研究进展［J］.中医药信息，2023，40（4）：84-89.

［18］彭斌，吴波.中国急性缺血性脑卒中诊治指南2018［J］.中华神经科杂志，2018，51（9）：666-682.

［19］王鹏.眩晕证防治方药的中医文献研究［D］.山东中医药大学，2004.

［20］沈志秀.眩晕病证的古代文献研究与学术源流探讨［D］.北京中医药大学.2004.

［21］金·刘完素.素问病机气宜保命集［M］.北京：中医中籍出版社，1998.

［22］刘红梅.眩晕症的中医证候及多元分析初步研究［D］.中国中医科学院，2006.

［23］Stovner L,Hagen K,Jensen R,et al.Theg，lobal burden ofheadache：a documentation of headache prevalence anddi sability worldwide［J］.Cephalalgia,2007,27（3）：193-210.

［24］Vos T,Flaxman AD,Naghavi M,et al.Years lived withdisability（YLDs）for 1 160 sequelae of 289 diseases andinjuries 1990-2010：a systematic analysis for theg，labalBurden of Disease Study 2010［J］.Lancet,2012,380（9859）：2163-2196.

［25］邢荣荣.头痛病证的古代文献研究及后世应用［D］.天津中医药大学，2023.

［26］李舜伟，李焰生，刘若卓，等.中国偏头痛诊断治疗指南［J］.中国疼痛医学杂志，2011，17（2）：65-86.

［27］张辉.经行头痛证治规律的现代中医文献研究［D］.

山东中医药大学，2017.

［28］林士毅，腾依丽，王小同，等.真头痛初探［J］.中华中医药学刊，2013，31（7）：1522-1524.

［29］左爱华，程孟春，王莉，等，川芎吸收入脑成分的UPLC-Q-TOF-MS分析［J］.中国中药杂志，2012，37（23）：3647-3650.

［30］胡立宏，房士明，刘虹，等，蒲黄的化学成分和药理活性研究进展［J］.天津中医药大学学报，2016，35（2）：136-140.

［31］漆仲文，李萌，朱科，等.四妙勇安汤促进滋养血管成熟化稳定动脉粥样硬化易损斑块机制研究［J］.中华中医药杂志，2019，34（5）：1998-2001.

［32］王佳彬，沈晓明，马云枝，等.帕金森病中西医研究进展［J］.中国实验方剂学杂志，2022，28（1）：241-250.

［33］袁灿兴，刘振国.中西医结合治疗早期帕金森病专家共识（2021）［J］.上海中医药杂志，2022，56（1）：1-6.

［34］孙家贺.帕金森病现代中医证治规律研究［D］.山东中医药大学，2012.

［35］中医老年颤证诊断和疗效评定标准（试行）［J］.山东中医学院学报，1992，（6）：55.

［36］巫朝银.基于古今文献数据挖掘对颤证药物配伍的研究［D］.广州中医药大学，2020.

［37］姜德友，李文昊.颤证源流考［J］.安徽中医药大学学报，2015，34（5）：4-7.

［38］毛宇，姚欣艳，臧秋迟，等.国医大师熊继柏教授

论治颤证经验［J］.广西中医药大学学报，2021，24（4）：60-62.

［39］陈信捷，郑春莹，雒晓东，等.基于数据挖掘法探究古籍文献治疗颤证用药规律［J］.中国医药导报，2020，17（36）：135-138.

［40］张小燕，颜乾麟.颜德馨治疗颤证经验［J］.中医杂志，2006，（7）：494.

［41］单亚莉，王综艺，张成成，等.特发性震颤的中医研究进展［J］.湖南中医杂志，2022，38（9）：197-200.

［42］闫川慧，张俊龙，郭蕾，等.颤振中医治疗方案的文献研究［J］.辽宁中医杂志，2010，37（8）：1464-1465.

［43］戴琛，张春红，武连仲.武连仲针药结合治疗肌张力障碍经验［J］.广州中医药大学学报，2016，33（2）：252-255.

［44］刘宝虎，郭彤彤，国树超，等.武连仲教授治疗痉挛性斜颈经验总结［J］.西部中医药，2018，31（11）：41-43.

［45］李颖，赵彦青.王松龄教授治疗肌张力障碍经验总结［J］.光明中医，2022，37（9）：1546-1549.

［46］倪忠根.五书"论痉"的异同考辨［J］.实用中医内科杂志，2008，（2）：15-16.

［47］王永炎，张伯礼.中医脑病学［M］.北京：人民卫生出版社，2007：568.

［48］金燊懿，毕凌，焦丽静，等.白头翁汤化学成分及药理作用研究进展［J］.上海中医药杂志，2019，53（3）：

109-111.

［49］g, ao XD, Ye WC, Yu CH, Zhang, Y, Tan RX, Li M, Wendy Hsiao WL. Pulsatilloside A and anemoside A3 protect PC12 cells from apoptosis induced by sodium cyanide andg, lucose deprivation［J］. Planta Med, 2003, 69：171-174.

［50］张育贵，张淑娟，边甜甜，等. 芍药苷药理作用研究新进展［J］. 中草药，2019，50（15）：3735-3740.

［51］刘玲，赵建龙. 芍药苷对脂多糖诱导的小鼠急性肝损伤的保护作用［J］. 中国临床药理学杂志，2016，32（5）：433-436.

［52］赵莹莹，阎力君. 秦皮药理作用研究进展［J］. 特产研究，2022，44（1）：98-103.

［53］盖晓红，刘素香，任涛，等. 黄连的化学成分及药理作用研究进展［J］. 中草药，2018，49（20）：4919-4927.

［54］南京中医药大学. 中药大辞典［M］. 上海：上海科学技术出版社，2006.

［55］梅全喜. 现代中药药理与临床应用手册［M］. 北京：中国中医药出版社，2008.

［56］史攀博，李亨达，薛宁，等. 附子药理、毒理及解毒机制研究述评［J］. 中医学报，2023，38（11）：2347-2353.

［57］王海强，周千瑶，李冰琪，等. 柴胡化学成分及药理作用研究进展［J］. 吉林中医药，2024，44（1），96-100.

［58］董施秋，闫晨苗，高潇，等. 白术化学成分及药理作用研究进展［J］. 哈尔滨医药，2024，44（1）：130-134.

［59］兰晓燕，周利，李翔，等.党参的研究进展及其质量标志物的预测分析［J］.中国中药杂志，2023，48（8），2020-2040.

［60］郭培，郎拥军，张国桃.羌活化学成分及药理活性研究进展［J］.中成药，2019，41（10）：2445-2459.

［61］周璐丽，曾建国.独活化学成分及药理活性研究进展［J］.中国现代中药，2019，21（12）：1739-1748.

［62］刘双利，姜程曦，赵岩，等.防风化学成分及其药理作用研究进展［J］.中草药，2017，48（10），2146-2152.

［63］房士明，樊官伟，姚进龙，等.蔓荆的化学成分及药理活性研究进展［J］.中草药，2015，46（24），3757-3765.

［64］李芊，吴效科.川芎化学成分及药理作用研究新进展［J］.化学工程师，2020，34（1）：62-64.

［65］Wang，Min，Yao Mingjiang，Liu Jianxun，Takagi Norio，Yang，Bin，Zhang，Miao，Xu Li，Ren Junguo，Fan Xiaodi，Tian Fangze.Ligusticum chuanxiong，exerts neuroprotection by promoting，adult neurogenesis and inhibiting，inflammation in the hippocampus of ME cerebral ischemia rats.［J］.Journal of ethnopharmacology,2020,249.

［66］史晨旭，杜佳蓉，吴威，等.葛根化学成分及药理作用研究进展［J］.中国现代中药，2021，23（12）：2177-2195.

［67］李素民，杨秀岭，赵智，等.干姜和生姜药理研究进展［J］.中草药，1999，（6）：471-473.

［68］吴勉华，王新月. 中医内科学［M］. 北京：人民卫生出版社，2013：133-140.

［69］张丽萍，王洪图. 痫证源流初探［J］. 中国医药学报，1999，（2）：6-9.

［70］元·朱震亨. 丹溪心法［M］. 北京：人民卫生出版社，2005：8.

［71］明·龚信纂. 古今医鉴［M］. 北京：中国中医药出版社，1999：218.

［72］吴谦. 医宗金鉴［M］. 北京：人民卫生出版社，1963：1079.

［73］王维治. 神经病学（第二版）［M］. 北京：人民卫生出版社，2013：1258-1351.

［74］中国抗癫痫协会. 临床诊疗指南：癫痫病分册（2023修订版）［M］. 北京：人民卫生出版社，2023.

［75］孙广仁. 中医基础理论［M］. 北京：中国中医药出版社，2007：232-236.

［76］清·叶天士. 临证指南医案［M］. 北京：中医古籍出版社，2000：7.

［77］王超. 麻木源流考［J］. 中国中医药现代远程教育，2015，13（23）：7-10.

［78］裴正学. 面瘫的中医治疗中西医结合实用内科学［M］. 甘肃：甘肃科学技术出版社，1995：790-793.

［79］严巧，王平. 王平治疗麻木经验采撷［J］. 湖北中医杂志，2022，44（10）:20-22.

［80］李志平，赵党生，王凤仪. 麻木的中医证候研究进

展〔J〕.中医临床研究，2015，7（25）：144-146.

〔81〕张会择，朱毅，赖宇.基于《素问·痹论》之"不通""不仁"探析麻木的治疗思路〔J〕.中国民族民间医药，2021，30（23）：5-7.

〔82〕陶汉华，吴翠珍.麻木病因病机及辨证治疗〔C〕//中华中医药学会仲景学说分会.全国第二十一次仲景学说学术年会论文集.山东中医药大学；2013：4.

〔83〕蒋萃.古代文献中"麻木"的证治规律研究〔D〕.成都中医药大学，2014.

〔84〕鲍远程.现代中医神经病学〔M〕.北京：人民卫生出版社，2003：第1版：354-355.

〔85〕张杰强，何永昌，曾小冬.毫针针刺配合放血疗法治疗周围神经炎48例〔J〕.中国民间疗法，2014，22（9）：31-32.

〔86〕Sarah K.Maxwell,Seint Kokokyi,Ari Breiner,Hamid Ebadi,Vera Bril,Hans D. Katzberg.Characteristics of muscle cramps in patients with polyneuropathy〔J〕.Neuromuscular Disorders,2014,24（8）.

〔87〕李红梅.麻木（多发性神经炎）中医证素特征及证型分布规律研究〔D〕.湖南中医药大学，2019.

〔88〕刘慧林.温针灸加服八仙汤治疗腰椎间盘突出症之下肢麻木的临床疗效〔J〕.世界最新医学信息文摘，2017，17（49）：18-19.

〔89〕邓琼，张雪亮."但见一证便是，不必悉具"新解〔J〕.中国中医基础医学杂志，2023，29（12）：1972-1974.

［90］张林，唐若水，张卫，等.基于《古代经典名方目录（第一批）》的明清汤剂剂量、服量及服法探析［J］.中医杂志，2024，65（8）：866-869.

［91］尹笑玉，陈明.《伤寒论》"胃家实"探讨［J］.辽宁中医药大学学报，2022，24（10）：173-177.

［92］张婧如，李亚飞，赵凯维，等.从"尚中重土"思想浅析中医之重脾胃［J］.中国中医基础医学杂志，2023，29（11）：1782-1785.

［93］黎秀娟，马超北，王玉燕，等.半夏泻心汤治疗胃病研究进展［J］.辽宁中医杂志，2024，51（8）：202-208.

［94］骆云丰，陈锦团.《脾胃论》泄泻辨治探究［J］.陕西中医，2011，32（9）：1246.

［95］李岩.泻黄散合导赤散加减联合西医治疗复发性口腔溃疡疗效观察［J］.现代中西医结合杂志，2018，27（9）：999-1001.

［96］杨智豪，谭颖，陈佩欣，等.从气机升降论治肺系疾病的理论探讨［J］.山西中医药大学学报，2023，24（3）：324-327.

［97］李晶，骆芳，黄刚.桂枝麻黄各半汤临证举隅［J］.中国中医基础医学杂志，2016，22（7）：977-978.

［98］王一竹，陈仁寿.中医黄汗病源流考略［J］.中华中医药杂志，2023，38（4）：1740-1743.

［99］张希，袁德培，曾楚华，等.从"阳气者，精则养神"论治老年性痴呆［J］.中医学报，2020，35（8）：1619-1622.